LES ACTUALITÉS MÉDICALES

La
Paralysie générale
Traumatique

MÉDECINE LÉGALE

ET ACCIDENTS DU TRAVAIL

LES ACTUALITÉS MÉDICALES

Collection de volumes in-16, de 96 pages, cartonnés. Chaque volume : 1 fr. 50

APERT. *Les Enfants retardataires.*
— *La Goutte et son traitement.*
AUVRAY. *Diagnostic de l'Appendicite.*
BARBIER et ULMANN. *La Diphtérie.*
BÉCLÈRE. *Les Rayons de Röntgen et le Diagnostic des Maladies.* 3 vol.
BERNARD (Léon). *Le Pneumothorax artificiel.*
BORDIER. *Les Rayons N et les Rayons N_1.*
BOUFFE DE SAINT-BLAISE. *Les Auto-intoxications de la grossesse.*
BRAQUEHAYE. *La Gastrostomie.*
BROUARDEL. *Les Accidents du travail.* 2ᵉ éd.
CARNOT. *Les Régénérations d'organes.*
CATHELIN. *Le Cloisonnement vésical.*
CERNÉ et DELAFORGE. *La Radioscopie clinique de l'estomac.*
CHANTEMESSE et BOREL. *Mouches et Choléra.*
— *Moustiques et Fièvre jaune.*
CHAVANNE. *Le Traitement de la Surdité.*
CHIPAULT. *Chirurgie nerveuse d'urgence.*
CLAUDE. *Cancer et Tuberculose.*
COLLET. *L'Odorat et ses Troubles*
COURMONT et DOYON. *Le Tétanos.*
CRÉMIEU. *Radiothérapie dans les maladies du sang et de l'appareil lymphatique.*
DAUSSET. *La Chaleur et le Froid en thérapeutique.*
DELHERM et LAQUERRIÈRE. *L'Ionothérapie électrique.*
DENY et CAMUS. *Les Folies intermittentes.*
DENY et ROY. *La Démence précoce.*
DOR. *La Fatigue oculaire.*
EMERY. *Traitement de la syphilis.* 2ᵉ édit.
ENRIQUEZ et SICARD. *Les Oxydations de l'Organisme.*
FROUSSARD. *Le Traitement de la Constipation,* 2ᵉ édit.
GAREL. *Le Rhume des Foins.*
GASTOU. *L'Ultramicroscope.* 2ᵉ édit.
— *Les Maladies du Cuir chevelu.* 2ᵉ édit.
— *Hygiène du Visage.*
GASTOU et GIRAULD. *Diagnostic de la Syphilis.*
GAULTIER. *Technique de l'exploration du Tube digestif.*
— *Calculs biliaires et Pancréatites.*
— *Les Dilatations de l'Estomac.*
— *Les Opsonines.* 2ᵉ édit.
GILBERT et LION. *La Syphilis de la Moelle.*
GILLES DE LA TOURETTE. *Les Myélites syphilitiques.*
— *Le Traitement de l'Épilepsie.*
GOUGET. *L'Artériosclérose et son traitement.* 2ᵉ édit.
GRASSET. *Diagnostic des Maladies de la Moelle.* 3ᵉ édit.
GRASSET. *Diagnostic des Maladies de l'Encéphale.* 2ᵉ édit.
GUISEZ. *Trachéobronchoscopie et Œsophagoscopie.*

HORAND. *Syphilis et Cancer.*
JOUAUST. *Les Traitements des Entérites.*
KEIM. *Les Médications nouvelles en obstétrique.*
LABBÉ (H.). *Les Médications reconstituantes.*
— *La Diathèse urique.*
LABBÉ (M.). *Le Cytodiagnostic.* 2ᵉ édit.
— *Le Sang.* 2ᵉ édit.
LANNOIS et POROT. *Les Thérapeutiques récentes dans les maladies nerveuses.*
LEGUEU. *Le Rein mobile.*
LE NOIR. *L'Obésité et son traitement.*
LÉPINE. *Le Diabète.* 2 vol. 2ᵉ édition.
LÉVY et BAUDOIN. *Les Névralgies.*
LIPPMANN. *Le Pneumocoque.*
MARFAN. *Le Rachitisme.*
MAUBAN. *L'Arthritisme.*
— *L'Acétonurie et son traitement.*
MILIAN. *Traitement de la Syphilis par le 606.*
MINET et LECLERCQ. *L'Anaphylaxie.*
MOSNY. *La Protection de la santé publique.*
MOUCHET. *Chirurgie intestinale d'urgence.*
NATTAN-LARRIER. *Les Médications préventives.*
NICOLAS et JAMBON. *Hygiène de la peau et du cuir chevelu.*
OPPENHEIM et LŒPER. *La Médication surrénale.*
PAUCHET. *Chirurgie des Voies biliaires.*
PÉHU. *L'Alimentation des enfants malades.*
POUSSON. *Traitement chirurgical des Néphrites médicales.*
RAIMONDI. *Puériculture et Pouponnières.*
REGIS et VERGER. *La paralysie générale traumatique et les accidents du travail.*
RÉGNIER. *La Mécanothérapie.*
— *Radiothérapie et Photothérapie.*
RICHE. *Les Etats neurasthéniques.*
ROUX (J.). *Les Névroses traumatiques.*
SACQUÉPÉE. *Les Empoisonnements alimentaires.*
SAINTON et DELHERM. *Les Traitements du Goitre exophtalmique.*
SEZARY. *Tuberculinothérapie et Sérothérapie antituberculeuse.*
TEISSIER. *Les Albuminuries curables.*
TRIBOULET et COYON. *Le Rhumatisme articulaire aigu en bactériologie.*
VASCHIDE et PIÉRON. *Psychologie du Rêve.*
VILLEMIN. *Le Canal vagino-péritonéal,*
WICKHAM et DEGRAIS. *Le Radium dans le traitement du Cancer.*
WIDAL et JAVAL. *La Cure de Déchloruration.* 2ᵉ édit.
ZIMMERN. *La Fulguration.*
ZIMMERN et TURCHINI. *Courants de haute fréquence et d'Arsonvalisation.*

LES ACTUALITÉS MÉDICALES

La
Paralysie générale
Traumatique

MÉDECINE LÉGALE
ET ACCIDENTS DU TRAVAIL

PAR

E. RÉGIS ET **H. VERGER**

Professeur de Psychiatrie Agrégé, chargé du cours de Médecine légale
à la Faculté de Médecine de Bordeaux

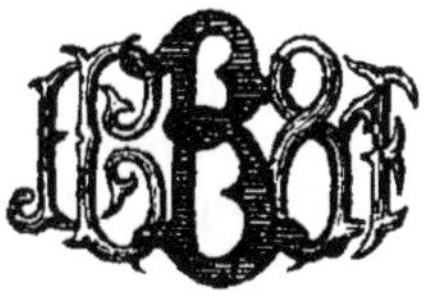

PARIS

LIBRAIRIE J.-B. BAILLIÈRE ET FILS

19, RUE HAUTEFEUILLE, 19

1913

Tous droits réservés.

LA PARALYSIE GÉNÉRALE

TRAUMATIQUE

I. — LES FONDEMENTS CLINIQUES DE LA NOTION DE PARALYSIE GÉNÉRALE TRAUMATIQUE

La paralysie générale progressive, dans l'état actuel de nos connaissances, se présente comme une maladie bien individualisée avec sa triple caractéristique clinique, anatomo-pathologique, et étiologique. Encore que cette étiologie apparaisse formée d'éléments assez nombreux et complexes, l'un d'eux, cependant, depuis trente ans, tend à accaparer de plus en plus l'attention : nous voulons parler de la syphilis. De par le seul examen clinique, on retrouve cette infection dans les antécédents de 70 à 80 p. 100 des paralytiques. L'emploi des méthodes de laboratoire, principalement représentées par la réaction de Wassermann, élève cette proportion aux environs de 95 p. 100. D'autre part, la notion de l'origine syphilitique éclaire d'un jour singulier la compréhension des conditions d'âge, de sexe et de profession dans lesquelles apparaît habituellement la maladie. Celle-ci se montre de préférence aux environs de la quarantaine, c'est-à-dire entre dix et quinze ans après l'âge où se fait, habituellement, l'infection syphilitique. Elle est rare dans les professions où la syphilis est rare elle-même. Comme la syphilis, elle est généralement plus fréquente dans le sexe masculin. Bref, si on peut, avec quelque apparence de raison, incriminer d'autres infections ou intoxications à allure chronique à côté de la syphilis, celle-ci n'en apparaît pas moins comme un facteur pratiquement nécessaire, sauf exceptions très rares, de la paralysie générale progressive.

Si elle peut être considérée comme une cause efficiente nécessaire, par contre, la syphilis ne saurait prétendre à jouer le rôle d'une cause suffisante. En effet, bien que le calcul soit difficile et ne puisse, en pareille matière, donner que des résultats très approximatifs, on peut, avec Mott, évaluer à 2 p. 100 la proportion des syphilitiques qui font par la suite de la paralysie générale (1). Il intervient donc d'autres facteurs, les uns adjuvants créant la prédisposition, les autres déterminants. Les uns et les autres restent pour la plupart indéterminés à l'heure actuelle. et si quelques-uns peuvent être soupçonnés, il s'agit plus d'hypothèses que de certitudes quant à leur mode d'action. L'hérédité prépare peut-être le terrain, sans que, cependant, on puisse admettre le rôle important que certains veulent encore faire jouer à la dégénérescence ; les multiples intoxications qui naissent de la vie moderne font le reste, et ainsi se justifie la formule célèbre « syphilisation et civilisation », dans laquelle Krafft-Ebing a résumé toute l'étiologie de la paralysie générale.

Les causes déterminantes, occasionnelles ou non, sont encore moins bien connues. On peut dire que, dans l'immense majorité des cas, on n'en trouve aucune de saisissable. Il en est une, cependant, qui devait forcément attirer l'attention pour la raison qu'elle peut être mise en évidence avec des facilités très grandes de contrôle : c'est le traumatisme cranien. A la vérité, la notion de l'origine traumatique de certains cas a, depuis le début, subi des fortunes très diverses. Bayle notait déjà cette origine. Lasègue appliqua à la paralysie générale, sans documents bien probants d'ailleurs, les idées qui lui étaient chères sur l'influence préisposante aux troubles mentaux et névropathiques créée par les raumatismes du crâne. Vallon en 1883, réunissant un certain nombre d'observations antérieures et vingt observations inédites, concluait que le traumatisme cranien pouvait à lui seul produire la paralysie générale en dehors de toute prédisposition, ou qu'il pouvait jouer le rôle de cause déterminante chez des sujets prédisposés (2). La doctrine de l'origine syphilitique issue des travaux de Fournier et que l'un de nous fut un des premiers à soutenir, rejeta dans l'ombre ces conclusions auxquelles on pouvait reprocher justement de n'avoir tenu aucun compte du facteur étiologique dont la prépondérance éclipsait maintenant tous les autres.

Mais l'apparition, à la fin du siècle dernier, dans plusieurs pays d'Europe, des lois sociales sur les accidents du travail, força les médecins à reprendre de plus près et en quelque sorte à pied-d'œuvre, l'étude des rapports du traumatisme et de la paralysie générale. Des études diverses entreprises dans ce but, plu-

(1) W. Mott. The relation of head injury to nervous and mental disease. (*British medical journal*, 30 septembre 1911, p. 733).

(2) Vallon. Th. de Paris, 1882.

sieurs résultats ressortent immédiatement à peu près identiques chez la plupart des auteurs.

Ce sont :

1° La rareté des cas de paralysie générale à l'origine desquels on peut légitimement invoquer un traumatisme cranien, par rapport à l'ensemble des cas de cette maladie ;

2° La rareté des cas du même genre par rapport à l'ensemble des traumatismes craniens;

3° Dans les cas ou le traumatisme peut être incriminé, la grande fréquence d'autres facteurs étiologiques, en particulier de la syphilis;

4° Enfin dans ces mêmes cas, l'identité clinique complète avec les paralysies générales progressives communes non traumatiques.

Chacun de ces points mérite un examen particulier.

I. — La paralysie générale progressive est une maladie relativement assez fréquente dans nos pays. La moyenne des paralytiques dans les asiles du monde entier est à l'ensemble des aliénés internés comme 15 est à 100 (Caboureau), et cette statistique, qui ne tient compte que des paralytiques des asiles, ne donne qu'une idée insuffisante de la fréquence de la maladie. Or, sur ce nombre imposant, la proportion des cas où on peut avec quelque vraisemblance invoquer l'action d'un traumatisme cranien est très faible. Ceci ressort nettement de trois études statistiques dont deux sont allemandes et une anglaise. En Allemagne, Kaplan sur 546 paralytiques en trouve 4 p. 100 accusant un traumatisme dans leurs antécédents (1). Lehmann sur 2 984 cas de paralysie générale en trouve seulement 145 où la maladie est associée au traumatisme (2). Enfin Mott sur 317 hommes autopsiés à l'asile de Claybury pour paralysie générale, en rencontre 29 ayant un traumatisme dans leurs antécédents, soit 9 p. 100 environ ; sur 111 femmes paralytiques, 4 seulement offraient la mention d'un traumatisme (3).

En France il n'existe que deux statistiques de ce genre, plus anciennes. En 1889 Christian sur un total de 100 cas d'aliénation mentale en relation avec un traumatisme antécédent, trouve 43 cas de paralysie générale (4). Au congrès des aliénistes de Grenoble,

<hr>

(1) KAPLAN. Trauma und Paralyse. (*Allg. Zeitsch. f. Psychiat.*, XIV, 1890).

(2) LEHMANN. Traumatisme et paralysie générale. (*Monat f. Psych.*, XXVI, 4 et 5, 1909, in *L'Encéphale*, 1909, II, p. 591).

(3) MOTT. *Loc. cit.*

(4) CHRISTIAN. Taumatisme du crâne en rapport avec l'aliénation mentale. (*Archives de neurologie*, juillet et septembre 1880).

Picqué et A. Marie apportent les résultats d'une enquête faite dans tous les asiles de France, d'après laquelle 17 médecins seulement signalent parmi leurs pensionnaires des cas de psychoses paraissant en rapport avec des traumatismes. Personnellement, sur un nombre de 108 paralytiques dont l'observation a pu être recueillie à la clinique psychiatrique de l'Université de Bordeaux, nous en trouvons seulement 10 où il est fait mention d'un traumatisme.

Du reste, en l'absence de toute statistique et alors que la question est nettement posée depuis 1905, le petit nombre d'observations publiées dans ces dernières années, tant en France qu'à l'étranger, vient confirmer les résultats précédents.

II.— Le peu d'importance du traumatisme, au point de vue numérique tout au moins, comme facteur de paralysie générale, ressort d'une façon encore plus manifeste quand on considère le petit nombre des cas de paralysie générale post-traumatique par rapport à l'ensemble des traumatismes craniens. Malheureusement, pour des raisons faciles à comprendre, on ne peut là-dessus avoir que des impressions et une statistique même approximative se heurte à des difficultés insurmontables. Mott, qui a essayé, a obtenu un résultat bien incomplet mais éloquent tout de même. Ayant recherché ce qu'étaient devenus 65 individus admis à l'hôpital de Charing-Cross pour traumatismes graves, et dont 78 p. 100 avaient survécu, il a reçu seulement 13 réponses. Un seul, sur ces 13, était entré dans un asile ultérieurement avec le diagnostic d'aliénation traumatique. On peut remarquer en outre, et ce point sera mis en lumière plus loin, que les traumatismes craniens invoqués par les malades ou par l'entourage ont une intensité très variable, ce qui rend la comparaison tentée par Mott encore plus difficile. Mais l'impression n'en subsiste pas moins, et si le traumatisme cranien peut, en thèse générale, constituer une cause de paralysie générale ultérieure, c'est à titre presque exceptionnel.

III. -- Il apparaît, à la condition, bien entendu, de ne prendre en considération que les observations des vingt dernières années, que les faits où le traumatisme cranien est le seul élément étiologique invoqué sont rares. Les chiffres suivants confirment amplement cette proportion. Sur les 145 cas de P.G.P. post-traumatique rassemblés par Lehmann, la syphilis était certaine ou probable 99 fois, soit dans 68 p. 100 des cas. Mais l'auteur fait remarquer avec raison que cette statistique globale porte sur un certain nombre d'années et comprend par conséquent une grande majorité de cas antérieurs à l'emploi régulier de la réaction de Wassermann ; le pourcentage obtenu est donc manifestement trop faible, et ce qui le prouve bien c'est que, considérant seulement les malades en cours de traitement au moment de la publication de son article (1909), il obtient la proportion de 100 p. 100 de syphilitiques. De notre côté nous trouvons sur les dix observations dont nous avons parlé plus haut la syphilis probable ou certaine sept fois, soit une proportion de 70 p. 100.

D'autre part le nombre des cas où le traumatisme parait réellement seul en cause est excessivement restreint. Lehmann en trouve un seul sur son total de 145. Mott dit textuellement : « L'examen des observations (33) ne permet pas de considérer dans un seul cas le traumatisme comme la cause principale de la paralysie générale qui a entrainé la mort. » Calvi qui parmi toutes les observations publiées avant lui s'est efforcé de conserver ,seulement celles où la syphilis avait à peu près sûrement été éliminée, n'en retient que dix, et encore la plupart de ces cas étant antérieurs à l'ère du Wassermann, un doute subsiste (1).

D'ores et déjà donc, dans l'ensemble, la critique conduit à penser que le traumatisme n'agit guère seul pour faire de la paralysie générale, et cette conclusion apparaît encore plus évidente si, en dehors de la syphilis, on prend en considération toutes les autres causes d'ordre toxique ou infectieux susceptibles d'être invoquées au moins à titre d'appoint.

IV. — L'adjonction d'un traumatisme antécédent aux autres facteurs étiologiques de la paralysie générale ne paraît pas modifier sensiblement l'âge d'apparition, ni la forme clinique, ni la durée de la maladie. C'est du moins la conclusion généralement admise. Gudden avait prétendu que l'âge moyen du début de la paralysie générale était moins élevé dans les cas où il existait une lésion cranienne antécédente (2). Mott. par contre, considérant non plus le début, mais l'âge moyen de la mort, trouve 43 ans et demi pour 235 cas de paralytiques non traumatisés, et 43 ans 3 mois pour 29 paralytiques ayant un traumatisme dans leurs antécédents. Wohlwill (3) dans le service de Nonne, à Hambourg, trouve des chiffres sensiblement identiques dans les deux séries (40, 8 et 39, 4). En recherchant dans 18 observations publiées ou personnelles de paralysie générale post-traumatique nous arrivons à une moyenne

(1) CALVI. La paralysie générale traumatique. Th. de Bordeaux. 1910.

(2) GUDDEN. Etiologie de la paralysie générale, contribution à l'étude de cette maladie dans ses rapports avec le traumatisme (*Arch. f. Psych.*, XXXVI, 2, 1903).

(3) WOHLWILL. Sur la question de la P.G.P. traumatique (*Arch. f. Psych.*, XLVII, fasc 3, p. 1252, 1910).

de 41,3, qui représente l'époque de l'examen médical. Tous ces chiffres concordent pour infirmer les résultats de Gudden.

Wohlwill a également montré que la durée de l'incubation à partir de la syphilis initiale ne varie pas par l'adjonction d'un traumatisme; elle serait toujours en moyenne de 14 ans 1 mois.

Calvi conclut que la paralysie post-traumatique n'a pas de forme clinique spéciale, tandis que Wohlwill trouve la démence un peu plus fréquente chez les traumatisés qui lui fournissent 55,6 p. 100 de déments, contre 44,6 pour les non-traumatisés. Mais la proportion n'est pas assez forte pour créer une différenciation clinique véritable et, en fait, les mêmes symptômes somatiques et mentaux se retrouvent de part et d'autre avec la même diversité de combinaisons dans chaque cas particulier.

D'après Wohlwill, la durée totale de la maladie serait en moyenne de 2 ans 45 dans la paralysie générale traumatique et de 2 ans 58 dans la paralysie générale vulgaire. Par contre Calvi chez 5 malades trouve une durée moyenne de 16 mois, soit notablement plus courte que dans la paralysie générale vulgaire. Ce résultat mérite d'être retenu et rapproché de ce que dit Mott : « Dans quelques cas il semble y avoir une relation entre le traumatisme et la précipitation du début ou l'accélération du cours de la maladie .» Il convient de retenir ce caractère évolutif tout en faisant des réserves très prudentes sur sa constance.

La comparaison des résultats nécropsiques donne aussi peu de moyens de différenciation que celle des caractères cliniques. Collet (1), Barrère (2), Reinhold (3), A. Marie (4), Gieseler (5), ont rapporté des autopsies réunies par Calvi dans sa thèse. Dans tous ces cas où la syphilis avait été recherchée sans succès, on a retrouvé les lésions caractéristiques de la méningo-encéphalite diffuse. Deux fois seulement (cas de Collet et de A. Marie) on a constaté, à côté de ces altérations diffuses, le reliquat des lésions traumatiques anciennes.

A ne considérer que les résultats fournis par les études statis-

(1) Collet. Un cas de paralysie générale pouvant être considéré comme d'origine traumatique. (*Ann. méd. psych.*, 1907, n° 1).

(2) Barrère. Th. de Toulouse, 1910.

(3) Reinhold. Paralysie générale et traumatisme. (*Neurol. Centralb.* 1905, n° 14, p. 307).

(4) A. Marie. Traumatisme et paralysie générale. (*Société médicale des hôpitaux*, 1907, p. 307),

(5) Gieseler. Paralysie générale et traumatisme. (*Arch. f. Psych.*, XL, 3, 1905),

tiques qui viennent d'être brièvement exposées, on serait facilement porté à dénier au traumatisme toute espèce d'influence étiologique sur le développement de la paralysie générale. Une telle conclusion serait néanmoins trop hâtive et partant illégitime. La seule qu'on puisse logiquement tirer est que le traumatisme cranien paraît avoir une action dans un certain nombre de cas. rares à la vérité; que cette action, pour s'exercer, paraît nécessiter le concours de plusieurs autres facteurs; et, en particulier, qu'elle semble fournir un appoint à la prédisposition que crée une syphilis antérieure datant de douze à quinze ans. La statistique ne saurait permettre d'aller plus loin que ces apparences et pour obtenir, à défaut de certitudes, des probabilités suffisantes, il convient maintenant de faire l'étude analytique des conditions dans lesquelles s'exerce le rapport du traumatisme avec la paralysie générale. Nous allons, dans ce but, considérer successivement plusieurs points particuliers dans vingt observations, dont treize sont empruntées à des auteurs déjà cités et sept tirées de la pratique de l'un de nous. Nous rechercherons successivement les points suivants :

1° La nature et l'intensité du traumatisme incriminé ;

2° La durée de la période intercalaire qui s'étend entre ce traumatisme et les premières manifestations de la maladie;

3° Les phénomènes morbides qui pendant cette période peuvent être considérés comme une conséquence directe du traumatisme et établissent la relation dans le temps entre lui et la maladie.

I. — Le traumatisme incriminé a toujours atteint le crâne. directement ou indirectement. Dans deux cas l'atteinte du crâne ou plutôt de l'encéphale a été indirecte : l'un a trait à une chute sur le sacrum en portant un fardeau (Reinhold), et l'autre se rapporte à un accident de chemin de fer ayant amené un ébranlement général violent (Masoin). Dans les dix-huit autres cas le crâne a été atteint directement, neuf fois par une violence extérieure à l'individu (obs. 1, 2, 3, 4, 5, 6, 7, 8, 9, 10 du tableau, p. 12), et neuf fois à la suite d'une chute de hauteur variable. Sur ces dix-huit cas il y a trois fractures du crâne diagnostiquées et dans tous les autres de la commotion cérébrale plus ou moins intense, c'est-à-dire qu'il s'agit toujours de traumatisme d'une violence particulière.

Les violences extérieures résultent de coups de poing (3 cas) reçus dans des rixes, d'un coup de pied de cheval (1 cas), de la chute d'objets divers (3 cas), d'un accident de chemin de fer (1 cas), de la rupture d'un cabestan (1 cas).

Les chutes ont eu lieu d'une bicyclette (2 cas), d'une voiture (3 cas), ou d'échafaudages (4 cas).

TABLEAU DE 20 OBSERVATIONS DE P.G.P. POST-TRAUMATIQUE

AUTEURS	NATURE DU TRAUMA	AGE	SYPHILIS	DURÉE DE LA PÉRIODE intercalaire.	PHÉNOMÈNES INTERCALAIRES	DURÉE DE LA maladie.	OBSERVATIONS
1. Barrère.	Chute de bûches sur la tête.	47	?	6 mois.	Céphalées, vertiges.	10 mois.	Autopsie. Méningo-encéphalite diffuse.
2. Vallon et Paul.	Coup de pied de cheval à la tête.	38	?	3 mois.	Céphalées, étourdissements.	?	
3. Froissart in Th. Calvi.	Coup de poing sur la tête.	40	?	6 mois.	Céphalées, vertiges, mastoïdite.	5 ans à peu près.	
4. Ball.	Accident de chemin de fer, contusion du crâne.	30	?	4 mois environ.	Céphalées, bourdonnements, insomnie.	?	
5 Inédite D.	Accident de chemin de fer, contusion cranienne.	32	?	2 ans.	Céphalées.	3 ans et demi	Autopsie. Méningo-encéphalite
6. Inédite C.	Plaie contuse du crâne dans une bagarre.	37	probable	5 ans.	Non indiqués.	?	
7. Inédite M.	Coup sur la tête dans une rixe.	50	probable	12 mois.	Non indiqués.	?	
8. Masoin.	Accident de chemin de fer. Ébranlement général.		?	18 mois.	»	?	
9. Mott, cas xiv.	Chute d'une casserole sur la tête.	48	certaine	5 mois.	»	?	
10. Mott, III.	Accident de machine. Contusion cranienne.	35	?	2 mois.	«		
11. Collet in Th. Calvi.	Chute de bicyclette. Contusion du crâne.	36	?	7 ans.	Céphalées, accès épileptiformes, tous les 2 ou 3 mois.	6 mois.	Autopsie. Méningo-encéphalite. Exostose ?
12. Reinhold.	Chute sur le sacrum en portant un fardeau.	40	?	18 mois.	Miction impérieuse.	6 mois.	Autopsie. Méningo-encéphalite.
13. A. Marje.	Chute sur la tête, fracture du crâne.	54	?	30 mois.	Amnésie.	5 ans.	Autopsie. Méningo-encéphalite et lésions traumatiques.
14. Gieseler.	Chute de 4 mètres de haut.	45	?	9 mois.	Non indiqués.	22 mois.	Autopsie. Méningo-encéphalite.
15. Calvi.	Chute de voiture, contusion cranienne.	40	?	3 mois.	Cèphalées, vertiges.	au moins 4 ans.	
16. Monestier in Th. Barrère	Chute de bicyclette. Fracture du crâne.	33	?	30 mois.	Céphalées, vertiges.		
17. Inédite F.	Chute d'échafaudage.	38	certaine	12 mois.	Neurasthénie traumatique.		
18. Inédite P.	Chute d'une charrette, sur la tête.	62	?	24 mois.	Commotion cérébrale pendant 17 jours.		
19. Inédite H.	Chute. Fracture du crâne.	47	?	8 ans.	Non indiqués.		
20. Inédite L.	Chute de tramway.	30	?	12 mois.	»		

Dans tous les cas l'atteinte du cerveau n'a été indiquée cliniquement que par les phénomènes de commotion ; il n'y eut en effet jamais de symptômes d'une blessure localisée du cerveau. On ne saurait en conclure cependant que celui-ci soit toujours resté anatomiquement indemne de toute lésion ; on sait bien maintenant que les chocs plus ou moins violents sur le crâne, même sans pénétration, peuvent produire de petites lésions superficielles et diffuses, quelquefois seulement décelables à l'examen histologique.

A défaut de preuves directes que les autopsies trop tardives ne peuvent fournir, les phénomènes intercalaires dont il sera parlé plus loin suffisent à prouver qu'un traumatisme cranien d'une certaine violence est dans la pratique l'équivalent d'un traumatisme cérébral.

II. — La période qui sépare le traumatisme des premières manifestations de la paralysie générale constitue, on le conçoit, un élément de première importance et sur lequel doit principalement s'exercer la critique. En effet le principal argument, et même le seul, de ceux qui se refusent à admettre le rôle étiologique du traumatisme, réside dans la confusion possible entre un traumatisme frappant un sujet en pleine santé et celui qui chez un paralytique au début et dont la maladie latente ne s'est pas encore manifestée cliniquement par des signes bien apparents, résulte soit d'une maladresse pathologique, soit plus souvent, d'un ictus apoplectiforme. Or, même en admettant pour certains cas une erreur initiale de ce genre il est clair qu'alors le temps écoulé entre le traumatisme effet et non cause de la maladie et l'affirmation de la maladie elle-même sera relativement bref, d'autant que l'attention sera attirée sur le malade. Si ce temps est au contraire assez long, l'erreur a bien des chances d'être évitée.

D'autre part les intervalles trop longs atteignant plusieurs années ne peuvent que laisser des doutes sur une relation de cause à effet. L'idée de Lasègue suivant laquelle un traumatisme cérébral prépare un terrain favorable pour l'éclosion même à très longue échéance des affections organiques, au nombre desquelles il met la paralysie générale, est évidemment séduisante et acceptable à priori puisqu'elle ne choque en rien les idées admises en pathologie générale, mais elle n'en reste pas moins jusqu'à nouvel ordre une pure vue de l'esprit sur laquelle il serait au moins imprudent d'échafauder une doctrine. On peut donc écarter de prime abord tous les cas où la période que nous étudions paraît ou trop courte ou trop longue, mais il est impossible, on le conçoit, de fixer à l'avance des limites tant soit peu précises. Le seul guide doit être constitué dans l'espèce par les faits eux-mêmes.

Il est bon de diviser en deux parts les observations, et de considérer d'abord celles où le traumatisme résulte d'une violence extérieure dont on ne saurait dire qu'elle puisse être un effet de la maladie. Les traumatismes par chute restent toujours suspects à quelque degré, bien que les auteurs des observations sur lesquelles nous basons cette étude se soient efforcés d'écarter toutes es causes d'erreur résultant de la maladresse d'un paralytique au début, ou d'un ictus apoplectiforme. Cette deuxième série ne sera donc considérée que par comparaison avec la première.

La série des violences extérieures comprend dix observations, soit les neuf où il s'agit d'un traumatisme cranien direct, et une où il s'agit d'ébranlement général dans un accident de chemin de fer (Masoin).

Dans six cas la période intercalaire oscille entre 2 et 6 mois ; dans trois cas elle va de 1 à 2 ans ; dans un seul cas elle atteindrait 5 ans. Ce dernier cas devient par là suspect, parce que s'écartant trop de la règle générale. La moyenne des neuf cas restants donne un chiffre approximatif de 3 mois et demi ; dans cette limite, le rapport de cause à effet apparaît acceptable ; il serait même difficile de n'en tenir aucun compte comme le voudraient certains.

La série des chutes comprend également dix observations. Deux d'entre elles qui offrent des périodes intercalaires de 7 et 8 ans doivent être mises provisoirement de côté. Dans les huit autres, quatre offrent une période intercalaire allant de 1 an à 2 ans et demi, et quatre de 3 mois à 1 an. La moyenne donne le chiffre de 17 mois, chiffre sensiblement plus fort que pour la série précédente. Cette durée moyenne assez longue suffit toutefois à écarter l'hypothèse d'ictus et nous autorise à faire état des deux séries, défalcation faite des trois cas où l'intervalle dépasse 30 mois. Ce dernier chiffre maximum paraît marquer la limite raisonnable dans laquelle on peut admettre encore une relation de cause à effet suffisamment frappante.

III. — Toutefois l'esprit qui cherche à établir des rapports ne saurait être pleinement satisfait, et la variabilité des chiffres est telle qu'il ne pourrait écarter complètement l'idée de simple coïncidence, si cette période intercalaire se montrait dans tous les cas absolument latente, dépourvue de toute espèce de symptômes décelant l'atteinte durable du cerveau. Or dans la moitié au moins des observations il est expressément noté que les malades ont présenté consécutivement au traumatisme et pendant toute la durée de la période intercalaire des symptômes presque identiques d'un cas à l'autre et consistant en céphalées persistantes et en vertiges. La céphalée était presque toujours intense; elle survenait par accès, sans périodicité, sans prédominance nocturne. Quant à ce que les malades appellent des « vertiges », c'est un symptôme assez mal défini qui, dans la règle, ne s'accompagne pas de perte de connaissance. Calvi note aussi que tous ces malades donnent peu de temps après l'accident l'impression d'un changement de caractère manifeste, et si beaucoup d'entre eux ne travaillent plus que d'une façon intermittente, la cause en est dans cette modification de caractère autant que dans la gêne apportée par la céphalée et les vertiges. Il est juste de remarquer que si l'existence de ces symptômes subjectifs n'a été connue que par le récit des malades ou de leur entourage, il n'y a cependant aucune raison de mettre en doute leur authenticité, puisque dans la majorité des cas il n'y eut pas d'action judiciaire.

Enfin la considération de symptômes intercalaires manifestes et plus objectifs nous oblige à revenir sur l'élimination provisoire que nous avons faite plus haut des cas où la période intercalaire dépassait 3 ans. Dans le cas de Collet, cette période atteint 7 ans, il est vrai, mais son malade présenta deux mois après l'accident (chute de bicyclette sur la tête) des crises épileptiformes qui se répétèrent tous les deux ou trois mois par la suite, et que l'auteur attribue à la présence d'une petite exostose siégeant sur l'apophyse basilaire de l'occipital. On doit, sans doute, faire les réserves les plus expresses sur cette interprétation, mais l'existence même pendant un temps aussi long d'un symptome cérébral dont l'origine traumatique ne parait pas douteuse, suffit à légitimer l'idée d'une action exercée par le traumatisme sur l'apparition de la paralysie générale ultérieure.

A la vérité ce critérium des phénomènes intercalaires manque dans la moitié des cas ; tout au moins il n'en est pas fait mention. Il n'en conserve pas moins une certaine importance, d'autant que plusieurs observations sont très écourtées.

Quelles conclusions générales devons-nous tirer, tant de l'étude statistique que de l'étude analytique auxquelles nous venons de nous livrer? Aucune conclusion ferme assurément, touchant l'existence même d'une paralysie générale d'origine purement traumatique, c'est-à-dire dans laquelle le traumatisme représenterait le seul élément étiologique, où il serait à la fois cause efficiente et déterminante.

Certes la chose n'apparaît pas comme absolument impossible, et on peut encore aujourd'hui répéter ce que disait l'un de nous en 1906 : « Scientifiquement, si nous n'avons tous à apporter dans le débat aucun cas bien net de paralysie générale exclusivement due au traumatisme, il n'est pas impossible que cette opinion soit susceptible de se modifier et il n'est pas prouvé que le traumatisme, agissant par les troubles de nutrition qu'il provoque, ne puisse déterminer ou tout au moins favoriser le développement d'une méningo-encéphalite diffuse (1). »

Par contre, tout ce qui vient d'être dit porte à croire qu'un traumatisme cranien n'est pas chose indifférente chez un sujet apte par ailleurs à faire de la paralysie générale. En effet, considérant le petit nombre de syphilitiques qui deviennent des paralytiques, il est permis dans les cas où un traumatisme est en jeu dans les conditions qui viennent d'être dites, de raisonner comme Mott et de dire : « L'homme a pu être atteint précédemment de syphilis, et pour ceux qui croient que la paralysie générale est toujours due à la syphilis, la lésion cranienne n'a agi que comme cause déterminante. Encore peut-on raisonnablement soutenir que si cet homme n'avait pas eu son accident il n'aurait pas été atteint de paralysie générale ou tout au moins ses chances d'y échapper auraient été de 50 contre une, puisqu'il n'y a environ que 2 p. 100 des syphilitiques qui deviennent des paralytiques généraux. »

Ce n'est donc pas aller au delà des faits cliniques que de dire en conclusion générale : Le traumatisme cranien peut agir comme facteur déterminant de la paralysie générale chez les syphilitiques; il peut jouer le même rôle et peut-être un rôle prépondérant dans certains cas très rares où la prédisposition résulte d'autres facteurs toxiques ou infectieux. La question de savoir si le traumatisme peut à lui seul créer une paralysie générale reste réservée.

Une telle conclusion se trouve d'accord avec les idées admises par un certain nombre d'auteurs parmi lesquels il convient de citer Joffroy (2), Ribierre (3), Froissart (4), Dupré (5), en France;

---

(1) Régis. Congrès des aliénistes et neurologistes. Lille, 1906. (*Comptes rendus*).

(2) Joffroy. Traumatismes craniens et troubles mentaux (*L'Encéphale*, 25 février 1907).

(3) Ribierre. Traumatisme et paralysie générale. (*Annales d'hygiène publique et de médecine légale*, juin 1907).

(4) Froissart. La paralysie générale traumatique. Thèse de Paris, 1907.

(5) Dupré. Paralysie générale, in Traité de pathologie mentale de Gilbert Ballet, Paris, 1903, p. 1038.

E. Régis et H. Verger. — La Paralysie générale traum. 2

Kolpin (1) Gudden (2), Gieseler (3), en Allemagne; Mott (4), en Angleterre; Frisco (5) en Italie. Parmi ceux qui en 1906, au congrès de Lille, se rangèrent à l'avis de Brissaud niant la paralysie générale de cause uniquement traumatique, bien peu, sans doute, se refuseraient à dénier à cette cause la possibilité de jouer le rôle de facteur déterminant dans certains cas.

C'est en somme la doctrine de l'origine syphilitique ou parasyphilitique de la paralysie générale qui a conduit à rétrécir dans dans les proportions qu'on vient de voir la paralysie générale traumatique, puisque la seule constatation chez un paralytique traumatisé d'une syphilis antécédente suffit pour certains à diminuer, voire à supprimer le rôle du traumatisme. Le même phénomène d'exclusion s'est du reste passé pour d'autres facteurs étiologiques tels que l'artério-sclérose, l'alcoolisme, le saturnisme, etc. Ils ont dû s'effacer tour à tour devant la syphilis et c'est pour leurs manifestations à forme plus ou moins nette de démence paralytique qu'on a créé le vocable de pseudo-paralysie générale, à l'époque ou l'épithète de pseudo, inaugurée pour les rhumatismes infectieux, faisait dans la pathologie descriptive l'étonnante floraison que l'on sait. Il existe, en effet, une pseudo-paralysie générale traumatique que les Allemands appellent démence post-traumatique de Koppen, du nom de l'auteur qui en a donné une bonne description en 1900 (6). Cet état démentiel succédant aux traumatismes se distinguerait de la paralysie générale vraie par plusieurs caractères :

a) Par le degré moindre de la démence et la conservation relative des sentiments de bienséance et de pudeur;

b) Par l'absence de certains signes somatiques, entre autres des symptômes pupillaires et la moindre atteinte du langage ;

c) Par l'évolution, qui serait essentiellement régressive et s'op-

---

(1) Ko LPIN. Traumatisme et paralysie générale. (*Allg. Zeitsch. f. Psych.*, 1906, anal. in *L'Encéphale* 1907, p. 197).

(2) Gudden. Étude de la paralysie générale dans ses rapports avec le traumatisme (*Archiv. f. Psych.*, XXXVI, 2, 1903).

(3) Gieseler. Paralysie générale et traumatisme. (*Archiv. f. Psych.*, XXXX, 3, 1905. analyse in *L'Encéphale* 1906, p. 74).

(4) W. Mott. *Loc. citato.*

(5) Frisco. Observations cliniques et anatomo-pathologiques sur la paralysie générale consécutive aux traumatismes de la tête. (*Annali della clinica delle malattie mentale e nervose della r. universit. di Palermo,* III, 1909).

(6) Koppen. Les maladies du cerveau à la suite du traumatisme. (*Arch. f. Psych.*, 1900, XXXIII, 5, 2).

poserait ainsi à l'évolution progressive de la paralysie générale vraie : « Le syndrome paralytique suit en effet ici une marche inverse de celle de la paralysie générale progressive : il commence par la fin et finit par le commencement. C'est-à-dire que les symptômes sont d'emblée à leur maximum, à ce point que dans certains cas les malades semblent à ce moment à la période ultime et gâteuse de la démence paralytique ; puis plus ou moins vite, quelquefois assez rapidement, ils s'améliorent et récupèrent comme par enchantement leurs diverses fonctions physiques et psychiques. Les uns, après cette atteinte, restent indéfiniment amoindris, dans une sorte de demi-démence paralytique qui peut durer des années. Les autres vont jusqu'à la guérison (1). »

La fréquence de ces états démentiels n'est pas très grande. Cependant pour Kolpin et pour Jourdan (Congrès de Bruxelles 1910) ils représenteraient la majorité des cas improprement rapportés à la paralysie générale traumatique.

Le diagnostic en est fort difficile, de l'aveu de tous, et, en tout cas, il ne peut reposer que sur deux éléments : l'un peu solide au fond, qui est l'absence de syphilis, l'autre seul irréfutable, qui est l'évolution régressive. Il ne peut donc être que tardif par conséquent, et ce point a une importance considérable, comme nous le verrons plus loin, en médecine légale.

Koppen basait aussi sa différenciation sur des raisons anatomopathologiques. Les lésions trouvées à l'autopsie seraient, en effet, très variables dans l'un et dans l'autre cas, et jamais elles n'offriraient l'aspect caractéristique de la méningo-encéphalite diffuse de la paralysie générale vraie. Mott en cite une observation où le diagnostic ne fut fait qu'après la mort par l'aspect insolite des lésions qui consistaient dans une méningite banale de la base. Il existe dans la science un certain nombre d'observations de ce genre avec les lésions les plus diverses, tantôt de nature vraiment traumatique, tantôt d'aspect inflammatoire.

Mais en fait ces différences cliniques ou anatomo-pathologiques ne sont pas tellement tranchées qu'elles puissent suffire à légitimer la conception d'une démence traumatique radicalement séparée de la paralysie générale post-traumatique. Une évolution se fait actuellement, à la suite de Klippel, qui tend à grouper plus étroitement tous les faits de prétendues pseudo-paralysies générales autour de la paralysie générale commune. Cliniquement

(1) Regis, Précis de psychiatrie, 4ᵉ édition, Paris, 1909. p. 847, 5ᵉ édition 1913, p. 883.

et anatomo-pathologiquement, les ressemblances sont grandes entre tous ces états; il y a surtout entre eux des questions de degré pour des symptômes et des lésions qui sont au fond de nature identique. Pour cette école nouvelle, il n'y aurait plus des pseudo-paralysies opposables à la paralysie générale vraie; il y aurait des syndromes paralytiques les uns régressifs, les autres progressifs. C'est en se conformant à ces idées qui sont vraisemblablement les idées classiques de demain, que Barrère, dans sa thèse inspirée par le professeur Remond (de Metz), admet que le traumatisme peut, en dehors de toute autre cause, occasionner des troubles mentaux affectant la forme de la démence paralytique, autrement dit qu'il existe une paralysie générale traumatique (1).

Par conséquent, quand les uns nient et quand les autres admettent une paralysie générale traumatique, l'opposition est plutôt dans les termes que dans les choses. Pratiquement, et c'est le point important, le traumatisme, qui peut jouer un rôle avec la syphilis pour faire un syndrome paralytique progressif, peut à lui seul faire un syndrome paralytique dont le caractère régressif n'est pas toujours très évident, et qui comporte en tous cas un pronostic très sérieux, sinon *quoad vitam*, du moins pou la capacité fonctionnelle de travail de celui qui en est la victime. Telle est la conclusion d'ensemble à laquelle nous arrivons et qui suffit à donner une base solide à l'étude proprement médico-légale que nous allons maintenant entreprendre.

(1) BARRÈRE. Th. de Toulouse, 1910.

II. — LA NOTION MÉDICO-LÉGALE DE PARALYSIE GÉNÉRALE TRAUMATIQUE, SA GENÈSE ET SON ÉVOLUTION.

L'étude médico-légale des rapports du traumatisme et de la paralysie générale est de date toute récente; elle apparait, en effet, comme une conséquence directe de l'application des lois sur les accidents du travail, dont la première en date est la loi allemande du 6 juin 1884 suivie à quelque distance de la loi française du 9 avril 1898, et de la loi belge du 28 décembre 1903. Des lois identiques, quant au but poursuivi, sinon quant aux détails, existent en Angleterre (Workmen's compensation act), en Suisse, en Italie.

Pour bien comprendre l'influence de cette législation nouvelle sur la genèse et l'évolution des notions médico-légales dans la question de la paralysie générale post-traumatique, il est nécessaire d'en rappeler deux caractéristiques essentielles par lesquelles elle diffère profondément du droit commun appliqué jusquelà en matière d'accidents.

La première caractéristique est ce qu'on a appelé le caractère forfaitaire, par lequel la loi s'applique à tous les accidents du travail indistinctement sans faire intervenir nécessairement la faute d'autrui, comme dans le droit commun. De ce seul chef le nombre des sinistrés bénéficiaires d'indemnité et par suite celui des expertises médico-légales augmentèrent dans des proportions considérables à la suite de la promulgation de ces lois. Des problèmes nouveaux se posèrent; la question des rapports du traumatisme avec les maladies médicales telles que la tuberculose, le diabète, l'hémorragie cérébrale, la paralysie générale dut être résolue, en quelque sorte d'urgence. Or, sur presque tous ces points, comme on l'a vu plus haut pour la paralysie générale, les conclusions de la clinique restaient et restent encore dubitatives. Et si ce doute ne gênait guère les cliniciens pour lesquels le débat n'avait qu'un intérêt purement théorique, les médecins légistes et surtout les juges ne pouvaient s'en accommoder aussi facilement. Le doute ne saurait, en effet, exister en matière de juridiction civile; du moins il ne peut suffire à motiver un arrêt, car, comme le dit Brouardel, la justice ne demande pas à l'expert de résoudre un problème scientifique, elle lui pose une question de fait à laquelle il doit répondre par l'affirmative ou par la négative. Qui ne voit dès lors que pratiquement le doute scientifique sur une question doit, par le seul fait qu'il existe, se traduire par l'affirmative en médecine légale et en jurisprudence? En effet, en transposant au civil la maxime du droit criminel que le doute doit profiter à l'accusé, on peut dire que le doute doit profiter au blessé. On voit clairement par là comment les solutions admises en médecine légale des traumatismes n'ont et ne peuvent avoir qu'une valeur toute relative au point de vue scientifique. La distinction des deux points de vue est capitale pour expliquer la conduite de ceux qui, tout en faisant comme cliniciens les réserves les plus expresses sur l'existence d'une véritable paralysie générale traumatique, n'hésitent pas, comme experts, à conclure à une relation entre le traumatisme et la maladie dès que les rapports de succession des deux phénomènes se présentent dans certaines conditions. Leur manière de faire apparait, en effet, comme la seule solution possible du problème que pose l'antinomie irréductible des données encore dubitatives de la science, d'une part, et des exigences immédiatement impérieuses des textes législatifs, d'autre part.

A la vérité, quelque nécessaire qu'elle apparaisse, cette solution simpliste, dans le cas particulier de la paralysie générale traumatique, n'aurait pas manqué de susciter de nombreuses critiques et de vives résistances de la part de beaucoup de médecins, si un élément nouveau d'ordre purement juridique n'était entré en ligne de compte quelques années après la promulgation de la loi française de 1898. En effet, si la science doute encore de l'existence d'une paralysie générale de cause exclusivement traumatique, elle admet cependant, sous de prudentes réserves, que dans certains cas le traumatisme peut jouer un rôle d'appoint étiologique, quand d'autres facteurs et en particulier la syphilis sont en jeu. Il devait donc sembler que le devoir du médecin-expert, en présence d'un cas dans lequel le traumatisme affectait des rapports probables avec une paralysie générale, était non pas seulement de conclure à une relation de cause à effet, mais principalement de déterminer la part de responsabilité du traumatisme par rapport à l'ensemble des autres facteurs étiologiques. C'était le fameux problème de l'état antérieur tel qu'il se posa dès l'origine dans la discussion de la loi à la Chambre des députés avec l'amendement de M. Dron disant : « Les indemnités ne seront dues qu'aux conséquences directes et immédiates des accidents .»

On sait comment cet amendement fut retiré, l'idée qu'il exprimait paraissant à tout le monde implicitement contenue dans le texte même de la loi, et comment dans plusieurs arrêts célèbres la Cour de cassation a tranché la question dans un sens différent de celui des premiers commentateurs. Le 23 août 1902 elle déclarait « que la détermination de l'indemnité dépend du salaire effectif de l'ouvrier et des facultés de travail que lui laisse l'accident. L'état d'infirmité dans lequel la victime se trouvait avant l'accident importe peu au point de vue de la détermination de son état actuel ».

Le 31 juillet 1906 elle cassait un arrêt de la cour de Montpellier, qui avait fixé un taux de rente en diminuant autant que possible de l'impotence fonctionnelle dont était atteint le demandeur l'élément imputable aux prédispositions morbides, et son arrêt était motivé en ces termes : « Il n'est pas permis au juge d'évaluer les facultés de travail d'après les suites qu'aurait eu l'accident sans les prédispositions morbides de la victime. »

De ce que ces deux arrêts ont fixé la jurisprudence, il ne s'ensuit aucunement qu'ils aient tranché du même coup le problème médico-légal. Encore que beaucoup de médecins légistes et non des moindres aient donné une pleine et entière adésion à la doctrine de la Cour de cassation, cette doctrine reste très discutable médicalement parlant, en tant que thèse générale.

Mais dans le cas particulier des maladies analogues à la paralysie générale, il n'y a pas matière à conflit entre le juge et le médecin. La syphilis en effet dans le déterminisme de la paralysie générale, exerce une action impossible à prévoir d'avance. Si l'on accepte la proportion donnée par Mott de 2 p. 100 des syphilitiques devenant ultérieurement des paralytiques généraux, si l'on considère en outre que rien ne permet de dire à quels syphilitiques risque d'échoir le triste privilège de devenir des paralytiques, on est conduit à voir dans la syphilis une prédisposition latente. Et quand, un traumatisme intervenant, la paralysie générale se déclare, si les deux phénomènes affectent des rapports suffisamment nets, il est bien permis de penser que sans le traumatisme le sinistré ne serait pas devenu paralytique, que du moins il avait cinquante chances contre une d'y échapper, la part proportionnelle de la prédisposition syphilitique étant de 1/50, c'est-à-dire absolument négligeable. Le médecin peut et doit donc ne pas se laisser arrêter par la notion de la syphilis pour établir une relation de cause à effet. *A fortiori* en est-il de même, quand la syphilis ne peut être décelée.

Si, de toute évidence, les principes du droit ne sauraient agir sur les idées médicales en tant que données de l'observation scientifique, ils n'en conservent pas moins une certaine influence sur les applications sociales de ces idées en ce qu'elles ont d'immédiatement pratique.

La notion médico-légale de paralysie générale traumatique constitue ainsi en quelque manière la résultante de l'action combinée de ces deux facteurs. Mais si par certains points elle peut paraître dépasser les idées purement scientifiques, du moins, elle n'est pas en contradiction avec elles.

On voit, en effet, dès le début du vingtième siècle cette notion admise par les auteurs qui, à cette époque, assumèrent la tâche délicate de poser les premiers principes de la médecine légale des accidents du travail. Thoinot, en 1904 (1), Brouardel, en 1906 (2), acceptent la relation de cause à effet entre les deux phénoménes, dans certaines conditions. Thoinot indique déjà avec quelques détails ces conditions. Il prend uniquement en considération la durée de la période intercalaire. Il distingue ainsi (*Loc. cit.*, p. 559) :

1° Des cas à début immédiat ou rapide;
2° Des cas à début retardé.

Dans la première catégorie la relation de cause à effet ne peut être admise, dit-il, que si la maladie suivant de près le traumatisme se constitue rapidement, pièce à pièce, sans éclat, et si aucune autre raison étiologique plus puissante ne vient donner naturellement la clef de la paralysie générale. Quand, au contraire, la maladie éclate bruyamment dans les quelques jours qui suivent le traumatisme, il ne peut s'agir que d'une paralysie latente dévoilée par ce traumatisme.

Dans le second groupe de cas il faut, dit-il, distinguer ceux où une période intercalaire de plusieurs mois ou de plusieurs années est absolument libre de tous phénomènes morbides d'origine encéphalique, et ceux où cette période est occupée par des phénomènes divers indiquant l'atteinte du cerveau et formant une chaîne ininterrompue entre le traumatisme et la maladie. Ces derniers seuls autorisent à conclure fermement à l'origine traumatique; pour les premiers la conclusion est moins ferme et ne peut être prise que si la période intercalaire n'est pas trop longue. On voit là, déjà posés, les premiers jalons de la conduite de l'expert,

______

(1) THOINOT. Les maladies médicales d'origine traumatique. Paris 1904.

(2) BROUARDEL. Blessures et accidents du travail. Paris, 1906.

mais certains points restent encore obscurs, et une au moins des conclusions de l'auteur est sujette à la critique. En effet, en acceptant l'origine traumatique de certains cas à début rapide où la période intercalaire dépasse seulement quelques jours, parce que dans cet intervalle la maladie se constitue à bas bruit ; en ne signalant pas la confusion possible avec les ictus spontanés, et malgré la restriction de l'absence nécessaire d'une autre cause (il s'agit évidemment de la syphilis), le texte de Thoinot appelle et justifie pour une grande part les critiques qui seront faites, deux ans plus tard, au congrès de Lille.

A peu près à la même époque la question de la paralysie générale traumatique était abordée en Angleterre et en Allemagne.

Outre Manche il faut noter une discussion des plus intéressantes entre Middlemas, Merson, Eddisson, et Eurich (1).

Middlemas avait résolu négativemeut la question d'indemnité à accorder à un paralytique général post-traumatique, en se basant sur ce que : 1° l'accident avait été relativement léger ; 2° qu'il n'y avait eu ni perte de connaissance ni aucun autre symptôme indiquant que le cerveau eût été directement lésé ; 3° que les signes de la paralysie générale avaient fait leur apparition sous une forme prononcée dès la première semaine après l'accident. Il ajoutait qu'il y avait de fortes raisons de croire à la syphilis, et qu'alors même que la paralysie générale serait, en l'espèce, le résultat immédiat de l'accident, il resterait à se demander de combien l'existence de la syphilis antérieure diminuerait la responsabilité des patrons.

Ses trois argumentateurs posèrent d'une façon remarquable la question sur le terrain médico-légal, à côté du terrain purement scientifique, et leurs avis méritent d'être cités intégralement.

Le Dr Merson dit : « Dans quelques cas, sans qu'aucun trouble antérieur ait pu être décelé, les symptômes apparurent immédiatement après l'accident et comme sa conséquence. Dans les faits de ce genre où se pose la question d'indemnité, je ne pense pas que nous soyons dans le vrai en formulant une conclusion nettement opposée à la demande, même si notre opinion est qu'aucun accident ne peut, par lui-même, produire une paralysie générale sans l'existence antérieure d'une altération du cerveau conséquence de la syphilis ou de quelque autre raison. Une telle altération du cerveau peut, en effet, avoir existé alors que les symptômes n'ont pu se manifester jusqu'à ce moment ; alors même, peut-être, que

____

(1) *The journal of mental science.* July 1904, p. 433-437.

ces symptômes eussent pu demeurer infiniment à l'état latent sans l'occurrence de l'accident. »

Le Dr Eddisson « n'a jamais vu un cas de paralysie générale traumatique provoqué par un accident, mais il ne serait pas scientifique de dire que cela ne peut exister. L'immense majorité des cas de paralysie générale semble se produire chez les individus qui ont eu la syphilis; cela étant, on peut concevoir qu'un choc quelconque se produisant sur un système nerveux déjà atteint par la syphilis, puisse y faire apparaître la paralysie générale, et il est possible qu'une chute d'une échelle puisse être dans ce sens la cause immédiate de la maladie ».

Le Dr Eurich est d'avis que la syphilis précède la paralysie générale dans presque tous les cas survenant dans les classes supérieures. « Le traumatisme peut déterminer l'explosion des manifestations ordinaires de la syphilis, et est probablement intervenu pour provoquer l'apparition de la paralysie générale chez quelques sujets. En ce qui concerne l'indemnité sous le régime de la loi sus-visée (Workmen's compensation act) deux questions peuvent être envisagées séparément de part et d'autre : 1° la question scientifique, pour ce qui est du rôle exact exercé par le traumatisme dans la genèse de la paralysie générale ; 2° la question d'indemnité. Aussi longtemps que nous estimerons qu'un traumatisme peut hâter ou aggraver une paralysie générale déjà existante, la victime a droit à une indemnité dont ne saurait même la priver l'existence de l'antécédent syphilis. »

En Allemagne Gieseler dans une étude déjà citée (1905) concluait ainsi au point de vue médico-légal : « L'infection syphilitique antérieure n'innocente pas le traumatisme, parce qu'il n'est pas le moins du monde obligatoire que tout syphilitique devienne un paralytique général. En somme, la plus grande prudence s'impose quand il s'agit d'apprécier le rôle étiologique du traumatisme dans la paralysie générale. Nous n'admettrons dans nos rapports de relation causale que quand, en dépit des recherches les plus précises, il n'aura été constaté aucun signe témoignant d'une paralysie générale antérieure au traumatisme; quand le traumatisme se sera traduit par une blessure céphalique ou une commotion générale très importante; quand enfin il ne se sera écoulé entre le traumatisme et la paralysie générale qu'un temps ni trop court ni trop long. »

Meyer conclut dans le même sens. Il faut, dit-il, que le traumatisme ait été considérable et accompagné soit d'une blessure à la tête, soit d'un ébranlement général. En outre les symptômes ne doivent pas se manifester très tôt après l'accident, sans quo il serait certain que la maladie existait déjà antérieurement, et d'un autre côté l'intervalle ne doit pas dépasser un ou deux ans. Mais par-dessus tout il est important d'établir quel était l'état psychique et nerveux du blessé avant l'accident; s'il présentait des symptômes de cet ordre antérieurement, la relation ne doit pas être admise (1).

Par ces citations on peut voir se constituer un à un les critères médico-légaux tirés de l'intensité du traumatisme, de son siège, et de la durée de la période intercalaire. Deux idées aussi sont mises en lumière. La première est la mise hors de cause de la syphilis au point de vue médico-légal; c'est la médecine légale qui devance en quelque manière la doctrine de la Cour de cassation pour les raisons qui ont été dites plus haut. La seconde est la constatation de plus en plus grande du traumatisme révélateur de la paralysie générale au début, constatation dont la fréquence s'oppose à la rareté du traumatisme causal se produisant avant toute manifestation caractéristique de la maladie.

C'est sur ces deux idées que s'engage la discussion au Congrès de Lille en 1906, discussion qui marque une étape importante dans l'histoire médico-légale de la paralysie générale traumatique (2). Elle met aux prises, d'un côté Brissaud, Raymond, Briand, qui restent cantonnés sur le terrain clinique, de l'autre Vallon et Régis qui veulent maintenir la question sur le seul terrain médico-légal. Pour les premiers les cas de prétendue paralysie générale traumatique ne sont que des cas où le traumatisme survient chez des paralytiques encore latents et démasque seulement la maladie. Pour Régis au contraire, sans rien abandonner de la doctrine de l'origine habituellement syphilitique de la maladie, il existe des critères qui permettent, dans une expertise, de conclure à une relation de cause à effet avec le traumatisme, même en présence d'antécédents syphilitiques, *à fortiori* en leur absence. Ces critères existent :

1° lorsque le blessé n'a pas présenté de troubles cérébraux avant l'accident; 2° lorsque le traumatisme a été intense et suffisant à déterminer un choc violent du cerveau; 3° lorsque la paralysie générale n'est apparue ni trop tôt ni trop tard après l'accident, entre un an et trois ans; 4° lorsque entre le traumatisme et la maladie se sont interposés des malaises généraux, des

<hr>

(1) MEYER. *Deutsch. med. Wochens.*, 1905, n° 33.
(2) *XVIe Congrès des aliénistes et neurologistes de langue française.* Lille, 1906.

symptômes post-traumatiques les reliant pour ainsi dire l'un à l'autre.

Si au Congrès même le débat n'eut point de conclusion nettement formulée, du moins quelques assistants, entre autres Gilbert Ballet. s'empressèrent de reconnaître la légitimité du point de vue médico-légal.

D'autre part et dans la suite, les conclusions que l'un de nous avait tirées de l'étude d'un cas qui sera rapporté en détail plus loin (obs. I) et dont la contestation par Brissaud avait motivé la discussion du Congrès, se virent adoptées presque intégralement par les médecins légistes et par beaucoup de neuro-psychiatres.

En 1907 Joffroy développe, dans une leçon à Sainte-Anne, la notion des deux points de vue et il adopte pleinement les idées de Régis. Il donne à ce propos une définition originale de ce qu'il appelle la prédisposition scientifique, qui est latente par définition. « Quand le magistrat, dit-il, demande à l'expert si le traumatisé présentait une prédisposition à la maladie cérébrale dont il est atteint, il ne demande pas s'il existe une prédisposition scientifique, il entend tout simplement demander s'il existait chez le malade, antérieurement à l'accident, des signes précis permettant de prévoir à une échéance plus ou moins éloignée et en dehors de tout traumatisme, l'éclosion de la maladie cérébrale aujourd'hui existante. Le magistrat ne peut pas demander autre chose; un médecin peut connaître l'existence de la paralysie générale, mais rien jusqu'à ce jour ne lui permet de prévoir cette affection » (1).

Ce qui revient à dire que le premier devoir de l'expert est de se mettre en garde justement contre un traumatisme survenant après le début d'une paralysie générale.

La distinction de Joffroy est très importante, car la prédisposition scientifique ne compte pas juridiquement et on peut justifier avec lui le point de vue médico-légal quand il ajoute : « Le traumatisme cause déterminante de la maladie en est responsable de la même manière qu'une compagnie de chemin de fer est responsable du bris d'objets plus ou moins fragiles dont elle a accepté de faire le transport. »

Ribierre en 1907 distingue trois cas :

1º Ceux où la paralysie générale était en pleine évolution au moment du traumatisme qui a été conditionné par la paralysie elle-même :

2º Ceux où la maladie s'est révélée quelques jours ou quelques

(1) Traumatismes et troubles mentaux. (*L'Encéphale*, 1907 p. 12 3).

semaines après ce traumatisme et a évolué ensuite avec rapidité ;
le traumatisme a joué un rôle aggravant indiscutable ;

3º Ceux enfin où la maladie a suivi le traumatisme après plusieurs mois ou plusieurs années. Le rapport de causalité doit
être admis si le sujet était bien portant avant le traumatisme,
si celui-ci a été suffisamment violent et a déterminé un choc nerveux intense et si la période intercalaire a été marquée par des
accidents nerveux ou psychiques. Et il conclut que même si la
syphilis est avouée, médico-légalement le préjudice est le même
que si scientifiquement le traumatisme pouvait créer de toutes
pièces la paralysie générale. Un syphilitique ne peut en effet, dit-
il, être considéré comme un paralytique latent (1).

On peut remarquer que Ribierre ne prend pas en considération
le critère de la longueur de la période intercalaire auquel s'at-
tachent Gieseler, Régis et Joffroy. Froissart (2), qui conclut dans le
même sens que lui, après une étude très documentée, estime que
la durée de cette période est difficile à établir et que par suite il
est inutile d'en tenir compte.

Il est bon de faire des réserves sur l'opportunité qu'il y aurait
à écarter un élément d'appréciation dont, comme nous le verrons, l'importance est considérable.

Quoi qu'il en soit, la doctrine se trouve, dès cette époque,
fixée dans ses grandes lignes, et elle est appliquée par la majorité des
experts. Les conclusions de la thèse de Calvi en résument bien les
principes, et elles méritent, par là, d'être intégralement citées.
Ce sont les suivantes :

« 1º Le point de vue médico-légal, uniquement pratique, dégage
le médecin expert des discussions étiologiques. Il faut ici rechercher si la paralysie générale reconnaît le traumatisme non pas
comme cause exclusive, mais comme cause occasionnelle.

« 2º Il faut alors distinguer trois cas :

« a) Si la paralysie générale succède au traumatisme après une
longue durée de calme et après guérison complète des phénomènes post-traumatiques, elle ne peut être imputée à ce traumatisme.

« b) Si la paralysie générale succède à peu près immédiatement
au traumatisme, elle peut être ordinairement considérée comme
existant antérieurement. Dans ce cas le traumatisme a décelé la
paralysie générale, il en a aggravé quelquefois l'intensité et accé-

____

(1) RIBIERRE. Traumatisme et paralysie générale. (*Annales d'hygiène
et de médecine légale,* juin 1907).

(2) FROISSART. Thèse de Paris, 1907.

léré l'évolution ; il y a matière à indemnité calculée au taux **de** l'incapacité absolue et permanente, basée sur le temps probable de persistance de la capacité de travail sans l'intervention du traumatisme. En pareil cas le devoir du médecin expert est de rechercher les symptômes antérieurs de l'affection et d'apprécier l'aggravation qui a pu résulter du traumatisme.

« *c*) Dans un troisième cas, enfin, la paralysie générale peut présenter avec le traumatisme un rapport de causalité probable, sinon certain. Ce rapport de causalité pourra être admis s'il est démontré :

« Que l'état mental du sujet était sain avant le traumatisme ;

« Que le traumatisme a été suivi de phénomènes révélant l'atteinte violente ou le choc intense des centres nerveux, sans cependant que ces symptômes soient encore ceux de la paralysie générale ;

« Que la période intervallaire qui sépare la paralysie générale confirmée de l'accident n'a été ni trop courte ni trop longue ;

« Que la période intervallaire a été occupée sans interruption notable par des phénomènes qui, d'abord d'origine purement traumatique, ont fait graduellement place à ceux qui indiquent l'apparition d'une paralysie générale progressive en voie d'évolution. »

L'accord aujourd'hui paraît fait et lorsque au premier congrès de médecine légale en 1911, l'un de nous reprit pour les condenser en quelques formules brèves et compréhensibles à la fois, toutes les données précédentes, on vit des hommes de la compétence de MM. Vallon, Simonin, Ribierre, Gilbert Ballet, se ranger successivement à ses côtés, sans qu'aucune voix s'élevât pour formuler même une timide objection (1).

On peut énoncer de la façon suivante les principes de conduite médico-légale qui paraissent découler de la comparaison des opinions des auteurs telles qu'elles viennent d'être successivement exposées, et résumer en quelques propositions la doctrine pratique de la paralysie générale traumatique :

1° Il existe une paralysie générale traumatique médico-légale, dont la raison nécessaire et suffisante réside dans l'existence d'un traumatisme antécédent produit dans des conditions de localisation, d'intensité et de succession dans le temps, connues et déterminées par des règles unanimement acceptées.

2° Cette notion purement médico-légale ne prétend en aucune façon contredire les données scientifiques touchant l'origine

_____

(1) *Annales d'hygiène publique et de médecine légale*, 1911, t. XVI, p. 293.

habituellement syphilitique de la paralysie générale progressive. Mais, considérant que la syphilis n'est un facteur de paralysie générale que dans un nombre de cas très restreint par rapport au chiffre total des syphilitiques, et que, dans l'état actuel de la science, rien ne permet d'affirmer que, dans un cas donné, la syphilis eût suffi à causer seule la paralysie générale sans l'appoint du traumatisme, la même notion conduit légitimement à faire supporter par le traumatisme toute la responsabilité médico-légale de la maladie.

3° Pratiquement, l'existence, à côté des formes fatalement progressives de la paralysie générale traumatique ainsi comprise, d'autres formes cliniques régressives ou tout au moins de durée sensiblement plus longue, ne change pas les données générales du problème médico-légal.

4° Mais la possibilité et la fréquence unanimement admises des traumatismes purement révélateurs d'une paralysie générale plus ou moins latente, mais de toutes façons antérieure à ce traumatisme, doit rendre les experts très circonspects dans l'établissement d'une relation de cause à effet, et nécessite une étude minutieuse des antécédents du blessé.

III. — LA JURISPRUDENCE
DE LA PARALYSIE GÉNÉRALE TRAUMATIQUE

L'étude sommaire de la jurisprudence est de nature à éclairer et à compléter la doctrine médico-légale. Et ceci non seulement parce qu'il est utile au plus haut point pour le médecin légiste de connaître les solutions juridiques qui résultent du conflit des données qu'apporte l'expertise avec les principes du droit dans les diverses législations, mais surtout parce que ces solutions juridiques se rapportent à des espèces différentes, dont la variété est forcément très grande.

Cette jurisprudence n'est pas encore, semble-t-il, établie d'une façon absolument ferme. Elle est bien plutôt en train de se faire peu à peu. Et pour en dégager dès maintenant les principes directeurs, il serait bon de réunir le plus grand nombre possible d'arrêts et de jugements rendus en France ou à l'étranger. Malheureusement, les mémoires de médecine légale qui constituent nos sources d'information, s'ils mentionnent de temps en temps les solutions juridiques intervenues dans les cas particuliers qu'ils signalent, ne donnent que très rarement des jugements in extenso. Ceci est d'autant plus regrettable que l'étude des motifs de la décision est pour nous infiniment plus intéressante que la décision elle-même.

D'autre part la place nous manque, aussi bien que la compétence, pour une étude juridique. Nous allons seulement rapporter et analyser chemin faisant les décisions des tribunaux intervenues dans les cas dont on trouvera à la fin de cette étude la relation médico-légale détaillée. Ces cas représentent en résumé les principales espèces qui peuvent être ramenées à l'appréciation des juges et leur énoncé peut suffire à donner au moins une idée des tendances générales de la jurisprudence.

Le premier arrêt dont les attendus énoncent une doctrine juridique en la matière a été rendu le 26 novembre 1906 par la cour de Toulouse sur un rapport d'expertise des Drs André, Dubuisson, et Régis, rapport que nous donnons plus loin (obs. I). Cet arrêt est ainsi conçu :

« Attendu qu'en présence des divergences doctrinales existant dans la science entre les sommités médicales, au sujet de l'influence du traumatisme sur la paralysie générale, la Cour dont la préoccupation doit être avant tout celle de la vérité concrète résultant de l'examen des faits de la cause et de leurs conséquences juridiques, ayant commis pour s'éclairer de leurs avis trois médecins experts d'une compétence et d'une honorabilité reconnues, est dans la nécessité de s'inspirer à la fois des conclusions de leur rapport, des témoignages recueillis et de sa propre conscience;

« Attendu que, de la succession des faits, du rapprochement des dates et du développement des phénomènes morbides, découlent naturellement les éléments de sa conviction ; qu'il en résulte que l'état de santé de D., entièrement satisfaisant jusqu'à l'accident du 20 mai 1895, exempt de toute tare dans sa personne ou dans son ascendance, s'est modifié insensiblement à partir de ce moment par la manifestation de troubles physiques et intellectuels, d'abord sans importance apparente, mais s'aggravant progressivement jusqu'à lui imposer la cessation de ses fonctions dans le service des postes, pour nécessiter bientôt après son internement dans un asile d'aliénés où il est mort; qu'il semble donc qu'il ne puisse y avoir en fait aucun doute sur la relation de cause à effet existant entre l'accident dont D. a été victime et la maladie dont il est mort ;

Attendu qu'en dehors de ce raisonnement logique, imposé à la conscience du juge plus encore qu'à son humanité, toute décision reposerait sur des conjectures plus ou moins plausibles, sans consistance réelle et par suite dépourvues de toute valeur juridique ;

Attendu que le principe de la responsabilité de la compagnie d'Orléans étant ainsi établi, il échet pour la Cour d'examiner dans quelle mesure la décision des premiers juges, justifiée dans essence, doit être maintenue au point de vue de l'allocation des dommages intérêts ;

La Cour...... condamne la Compagnie à servir à la veuve D... ».

L'arrêt de la Cour de Toulouse affirme ainsi l'existence juridique d'une paralysie générale traumatique en droit commun. Le tribunal de la Seine, en 1908, accepte une doctrine identique en matière d'accidents du travail en allouant une rente à un blessé dont la paralysie générale, d'après un rapport du Dr Paul, était due à son accident. Les conclusions très prudentes du rapport étaient ainsi conçues :

1. Le sieur T. a été victime, le 22 mars 1907, d'un accident du travail dont la matérialité n'est point contestée et qui aurait consisté en un coup de pied de cheval ayant atteint le côté gauche du front.

2. T. est atteint actuellement d'une paralysie générale et, s'il n'est pas scientifiquement démontré que ce traumatisme a créé à lui seul cette affection au point de vue médico-légal, on peut déclarer que

E. Régis et H. Verger. — La Paralysie générale traum. 3

le préjudice causé par cet accident est le même que s'il était
démontré scientifiquement que ce traumatisme a créé de toutes
pièces cette paralysie générale.

3. La blessure intligée à T. a déterminé chez lui une incapacité
permanente absolue. La date de la consolidation de la blessure peut
être fixée au 15 octobre 1907, date de l'internement (1).

Ces deux exemples suffiront pour montrer que le fait capital qui
nous intéresse, à savoir la relation de cause à effet entre un traumatisme et une paralysie générale subséquente, est admis par les
tribunaux français. Sans entrer dans des détails qui dépassent
notre compétence, nous devons rechercher dans les motifs de
l'arrêt de Toulouse ce qui intéresse plus particulièrement le médecin
légiste. On peut, à ce point de vue, remarquer dès l'abord, que
les magistrats ont surtout été frappés par l'incertitude des doctrines
médicales au sujet de l'origine traumatique de la paralysie générale, incertitude que les experts avaient eu soin de préciser en
mettant au point, dans leur rapport, l'historique de la question.

La Cour semble, dans ce cas, s'être inspirée de considérations
tirées du sens commun, pour éviter de prendre parti dans une
discussion scientifique qui n'était ni de son ressort ni de sa
compétence. C'est cette affaire, non encore jugée, qui avait
fourni matière au débat du congrès de Lille, et la compagnie de chemin de fer mise en cause avait fait établir par le
Dr R. Cestan un mémoire où se trouvaient résumées et con-
densées toutes les objections faites à la doctrine de la paralysie
générale traumatique. Mais quand, après le règlement définitif
de l'affaire, Brissaud, dans une lettre à l'un de nous, écrivait :
« La Cour de Toulouse vient de trancher une question scientifique ».
il avait évidemment tort et prêtait aux magistrats des intentions
qu'ils n'avaient certainement jamais conçues.

La même difficulté s'est posée ailleurs, à l'étranger, et Mott se
place au même point de vue que la Cour de Toulouse quand il
écrit : « Il serait fort difficile de convaincre un jury qu'une lésion
grave de la tête n'est pas la cause primaire de la paralysie générale ou de l'épilepsie et l'existence de la syphilis ou d'antécédents
névropathiques ne saurait suffire à convaincre ce jury que le
blessé aurait été atteint d'une de ces deux maladies sans sa lésion
cranienne (*loc. cit.*) ».

En vertu de la même tendance, bien humaine du reste, les
magistrats peuvent dépasser en quelque mesure les conclusions
des experts, s'il subsiste un doute quelconque, notamment si dans

(1) Vallon et Paul. *Société de psychiatrie*, 19 décembre 1918.

un cas où le traumatisme est seulement révélateur d'une paralysie générale latente, où peut-être même il est effet et non
cause de la maladie, l'enquête ne permet pas de retrouver d'autre
facteur étiologique, non plus que de prouver d'une façon certaine
l'existence antérieure de la maladie. Nous possédons un jugement
très démonstratif à cet égard, puisqu'il admet une relation de
cause à effet entre un traumatisme et une paralysie générale,
nonobstant un rapport d'expertise qui conclut à l'existence infiniment probable de la maladie antérieurement à l'accident (obs. II).
C'est un jugement du tribunal de Lourdes rendu le 23 mai 1911
et confirmé ultérieurement par arrêt de la Cour de Pau. En voici
le texte pour la partie qui nous intéresse :

« Attendu que par jugement du 29 juin 1910 ayant acquis l'autorité
de la chose jugée, le tribunal a admis que C. avait été victime d'un
accident du travail le 27 novembre 1908 alors qu'ils travaillait pour
le compte de D. ;

« Attendu que C. en faisant tomber un mètre de bois d'une pile
avait glissé et était tombé, que la chute avait occasionné des contusions sérieuses au crâne et provoqué un évanouissement ;

« Attendu que le jour même le Dr B., appelé à examiner le blessé,
constata des contusions à la tête et à l'épaule droite nécessitant une
quinzaine de jours de repos sauf complications, que le 4 janvier
suivant le même docteur délivra un certificat constatant que le blessé
était guéri et pouvait reprendre son travail le lendemain ;

« Qu'en effet C. reprit son ouvrage pendant quinze jours chez D. et
alla travailler ensuite chez un autre patron ;

« Attendu que le 17 août suivant (1909) le Dr B. constata qu'après
guérison apparente des contusions, des phénomènes s'étaient produits
dans l'état mental de C. tels que : troubles de la parole et de la
mémoire, affaiblissement intellectuel, tremblement des mains et de
la langue :

« Attendu que le malade, conduit à l'asile des aliénés de Pau, fut
examiné par le Dr Cucq qui, dans un rapport daté du 27 septembre 1909,
le déclara atteint de paralysie générale occasionnée par l'accident ;

« Attendu que le décès de C. étant survenu le 26 décembre suivant,
le jugement du 29 juin 1910 donna mandat aux Drs Pitres, Régis et
Dubreuilh de rechercher en s'entourant de tous renseignements utiles
s'il existait une relation de cause à effet entre l'accident du 27 novembre 1908 et le décès de C. ;

« Attendu que les experts affirment que C. est mort des suites de la
paralysie générale progressive dont il était atteint ;

« Attendu que si, s'appuyant sur les données de la science, ils
croient pouvoir déclarer qu'ils ont des raisons sérieuses de penser
que la paralysie générale existait chez le blessé plus ou moins latente
au moment de l'accident du 27 novembre 1908 et que cet accident n'a
pu que la mettre en évidence et lui imprimer une allure plus nette et

plus rapide, il convient de noter qu'ils n'ont pu déterminer, en dehors
dudit accident, la cause directe de la maladie ayant entraîné la mort ;

« Attendu qu'ils admettent que l'accident a pu être la cause déterminante ou un motif d'aggravation de la paralysie générale dont a été
atteint C. ;

« Attendu qu'il est démontré par les documents de la cause, d'une
part que le traumatisme provoqua chez C. un évanouissement immédiat et fut des plus sérieux, d'autre part que les premières manifestations de la paralysie générale ne se produisirent qu'après l'accident
et plusieurs jours après, puisque le 4 janvier suivant il obtint un
certificat de guérison, que le lendemain il reprenait son travail chez
D., et quinze jours après il s'embauchait chez C. :

« Attendu qu'il est, par suite, parfaitement établi que la chute qu'a
faite C. au cours du travail a provoqué la manifestation de la paralysie générale dont il est mort et en a tout au moins accéléré et aggravé la marche, que dès lors sa veuve est fondée à réclamer pour
elle et sa fille mineure le bénéfice de la loi du 9 avril 1898;

. . . .

« Par ces motifs le Tribunal condamne la veuve D., assurée à la compagnie d'assurances la « Zurich, » à raison de l'accident suivi de
mort dont a été victime J. C., à payer........ ».

On voit, par ces attendus, que le tribunal, peut-être influencé
par la contradiction existant entre le rapport des experts et le
certificat du Dr Cucq, prend en considération surtout, d'une part
le fait que les experts n'ont pu déterminer la cause directe de la
maladie (dans l'espèce la syphilis n'avait pu être démontrée) et
d'autre part le fait que la maladie ne se manifesta que postérieurement à l'accident.

Le doute prudemment exprimé par les experts a donc béné-
ficié au sinistré. On peut aussi conclure de ce jugement que le
critère médico-légal si important de la durée de la période intercalaire est insuffisant à lui seul à emporter la conviction des
juges (1).

Par contre, quand l'enquête médico-légale permet d'établir
l'existence certaine de manifestations paralytiques non douteuses

____

(1) Une décision identique a été rendue chez le blessé qui fait le
sujet de notre observation V. Dans ce cas en effet l'apparition presque
immédiate des signes de la paralysie générale aussitôt après l'accident
permettait de penser que la maladie existait latente antérieurement au traumatisme. Nous n'avons pu nous procurer le texte du
jugement rendu par le tribunal de la Seine. Nous savons seulement
qu'il allouait une rente viagère au blessé, ce qui veut dire que, comme
le tribunal de Lourdes, celui de la Seine avait admis une relation de
cause à effet avec le traumatisme.

antérieures à l'accident, quand par surcroit elle met en évidence
l'existence de la syphilis, en d'autres termes quand elle établit
le fait d'une prédisposition au sens indiqué par Joffroy, les juges
admettent sans difficulté l'absence de toute relation de cause à
effet entre le traumatisme et la maladie. C'est ce qui s'est passé
dans notre observation III où le tribunal d'Agen, adoptant les
conclusions du rapport de l'un de nous (Régis), a rendu le jugement suivant :

« Attendu que le 14 février 1910 M., venant d'acheter des limes pour
l'outillage de la tuilerie appartenant à L. et dont il était le directeur,
a fait sur le boulevard, à Agen, une chute dans laquelle il a été blessé
au visage ;

« Attendu que postérieurement à cette chute, qui avait tout d'abord
paru purement accidentelle et sans gravité, M. a éprouvé des troubles
dans sa santé et, dès le 10 avril, a dû recourir aux soins d'un médecin,
le Dr O., qui a diagnostiqué une paralysie générale en période d'état,
c'est-à-dire ayant dépassé la période prodromique ou d'invasion ;

« Attendu que le 2 juin suivant, M., dont le mal avait fait des progrès rapides, a dû être placé à l'asile privé de X., près Bordeaux ;

« Attendu que par jugement du 4 mai 1910, le tribunal de céans a
désigné M. le Dr Régis, professeur à la faculté de médecine de
Bordeaux, avec mission de procéder à l'examen de M., de vérifier
son état de santé, de déterminer son degré de capacité de travail,
de rechercher quel était son état de santé avant l'accident du 14 février 1910, de rechercher les circonstances de l'accident, les conséquences qu'il a eues et notamment l'influence qu'il a pu avoir sur
l'état de M. ;

« Attendu que l'expert a déposé son rapport le 21 octobre 1911 et
qu'il conclut ;

1° Que M. est atteint de paralysie générale progressive, maladie
qui crée chez lui une incapacité totale et permanente de travail ;

2° Que le début de cette affection, qui se trouvait déjà à la période
d'état en avril 1910, est très probablement antérieur à l'accident du
14 février 1910 ;

3° Que l'accident, qui n'a pas donné lieu à un véritable traumatisme
cranien, mais à une violente chute sur le nez, avec hémorragie abondante, ne s'est accompagné ni de perte de connaissance ni d'ébranlement général sérieux, le jour même M. ayant continué à vaquer à ses
occupations ;

« 4° Que l'accident du 14 février 1910 peut donc être considéré
comme n'ayant eu, s'il en a eu, qu'une influence des plus minimes sur
la paralysie générale de M., paralysie générale probablement préexistante et sur laquelle paraît d'ailleurs avoir agi la cause la plus habituelle de la maladie :

« Attendu que la question qui se pose aujourd'hui devant le tribunal
est donc de déterminer si M. a fait la preuve qui lui incombe :

« 1° Des circonstances dans lesquelles s'est produit l'accident du 14 février 1910, c'est-à-dire si cet accident est réellement un accident du travail ou arrivé à l'occasion du travail ;

« 2° Si en admettant que l'accident soit un accident du travail ou arrivé à l'occasion du travail, il y a entre ledit accident et l'affection incurable dont M. s'est trouvé atteint, une relation de cause à effet permettant d'affirmer que la paralysie générale observée chez le demandeur est la conséquence directe de la chute qu'il a faite le 14 février 1910 ;

« Attendu en droit que la loi du 9 avril 1898 sur laquelle M. fonde sa demande ne donne ouverture d'une action au profit de la victime ou de ses représentants demandeurs en indemnité, que si l'accident est survenu par le fait ou à l'occasion du travail ; qu'il suit de là que ladite loi n'ayant apporté aucune dérogation à l'article 1315 du code civil quant à la charge de la preuve, c'est à l'ouvrier ou à l'employé demandeur en indemnité qu'il incombe de prouver, outre sa qualité, la relation entre l'accident et les affections, infirmités ou incapacités quelconques dont il se prétend atteint :

« Attendu que M. ne rapporte pas cette preuve ;

« Attendu, en effet, qu'il n'est pas démontré que la chute faite par M le 14 février ait été purement accidentelle, qu'à cet égard, aucun des témoins qui se trouvaient sur les lieux et qui ont relevé M. n'a vu comment elle s'est produite et que M. lui-même n'a pas su en déterminer la cause ; qu'aux témoins L. et D. il a déclaré être tombé en descendant du trottoir, qu'à sa femme il a expliqué au contraire qu'en saluant un passant il avait fait une glissade et était tombé ;

« Attendu que cette précision serait d'autant plus importante en l'espèce que l'expert signale dans son rapport que la chute peut avoir été déterminée par la paralysie générale commencante, par exemple à la faveur d'un de ces étourdissements ou ictus qui en marquent fréquemment le début ; que le fait établi d'une chute sur la face sans que M. ait pu protéger son visage ni atténuer le choc en portant ses mains en avant, permet de penser qu'il a pu en effet être frappé d'un étourdissement subit :

« Attendu dans tous les cas que pour admettre la chute, accidentelle ou peut-être symptomatique, du 14 février 1910, comme ayant eu une relation de cause à effet avec l'état actuel de M., l'expert déclare qu'il faut qu'au moment de l'accident le sujet se soit trouvé dans son état habituel de santé mentale et n'ait présenté précédemment ni troubles cérébraux, ni modifications suspectes de l'intelligence ou du caractère ; qu'il s'agisse d'un traumatisme cranien violent ou ayant déterminé un ébranlement général intense : qu'entre le choc et l'apparition de la paralysie générale il se soit écoulé un temps ni trop court ni trop long, de quelques mois à deux ou trois ans en moyenne ; qu'enfin le choc et la paralysie générale aient été pour ainsi dire réliés l'un à l'autre par une série de malaises généraux et de symptômes post-traumatiques ;

« Attendu qu'il résulte des recherches et des constatations de l'expert que la chute de M. le 14 février 1910 n'a pas occasionné un traumatisme cranien, mais simplement un traumatisme facial portant tout spécialement sur le nez ;

« Qu'à cet égard il est certain qu'aucun témoin, pas plus d'ailleurs que le Dr de G. ou le pharmacien D. qui ont donné leurs soins à M. immédiatement après sa chute, ne parle de lésions autres qu'une forte contusion et peut-être une fracture du nez avec hémorragie abondante ; qu'aucun d'eux non plus, à l'exception de M. qui est d'ailleurs peu explicite sur ce point, n'a constaté chez la victime la perte de connaissance ou un ébranlement général sérieux ; qu'il est d'ailleurs à retenir que M. a pu rentrer chez lui sans aide, qu'il a pu reprendre son travail habituel sinon le soir même, du moins le lendemain, enfin et surtout qu'il n'a nullement éprouvé le besoin de consulter un médecin avant le 10 avril, c'est-à-dire deux mois exactement après l'accident ;

« Attendu, en conséquence, que la preuve de la relation directe, la preuve de cause à effet entre la chute de M. et la paralysie générale dont il est aujourd'hui atteint a fait complètement défaut ;

« Attendu il est vrai que M. offre de prouver qu'avant le 14 février 1910 il n'avait jamais accusé aucun symptôme de paralysie générale, mais attendu que l'expert a déjà fait justice de cette offre de preuve ; qu'il fait observer, avec raison, combien sont insidieux les débuts de la maladie qui peuvent passer totalement inaperçus du malade et de son entourage pendant une longue période de temps, que d'ailleurs il constate dans son rapport :

« Que dès le 10 avril la paralysie générale était à sa période d'état, ce qui rend très vraisemblable le fait qu'elle avait commencé plus ou moins longtemps avant cette date, peut-être avant l'accident du 24 février 1910 ;

« Attendu, au surplus, que l'expert a relevé avec soin quelques explications fournies par M. B., alors comptable à l'usine, ainsi que par un fournisseur, M. B., indications desquelles il résulte que dès le 8 et le 20 janvier, en tout cas avant le 24 février, M. accusait dans ses actes professionnels un changement d'état mental ;

« Attendu dès lors que l'audition des témoins forcément incompétents pour se prononcer sur des manifestations fugitives, imperceptibles pour tout autre qu'un médecin, n'aurait aucune utilité ;

« Qu'elle ne saurait infirmer la valeur positive que l'expert a attachée aux explications positives de B. et de B. ;

« Qu'il n'y a donc pas lieu de s'arrêter à l'offre en preuve qui n'est ni pertinente ni admissible, puisqu'elle ne pourrait résoudre le problème posé ;

« Attendu, d'autre part, que l'expert a recherché si la paralysie générale de M. n'aurait pas pour origine une diathèse spéciale préexistante, mais que, si ses recherches ont abouti à des résultats qui paraissent affirmatifs, il n'a pas cru devoir néanmoins les considérer comme suffisants pour en faire formellement état ;

« Que la réserve de l'expert sur ce point délicat se comprend par-

faitement, mais qu'elle n'infirme en rien les constatations qu'il a faites
et les conclusions qu'il a déduites de ses constatations ;

« Attendu que le Tribunal n'a pas à discuter les théories scientifiques, ni à trancher les controverses entre savants, qu'il n'a qu'à appliquer aux faits de la cause les résultats de l'expertise, que dans l'espèce ces résultats sont négatifs en ce sens qu'ils ne corroborent nullement les prétentions du demandeur ;

« Par ces motifs déclare M. irrecevable en son action. »

Les trois jugements qui viennent d'être rapportés tout au long
donnent une idée suffisante de la doctrine juridique des tribunaux francais. Il est intéressant de faire la comparaison avec la
jurisprudence des pays étrangers où la question de la paralysie
générale traumatique s'est également posée. Pour l'Allemagne,
nous savons seulement, par les articles de médecins légistes dont
nous avons parlé à plusieurs reprises, que cette jurisprudence
est sensiblement identique à la jurisprudence française, mais
aucun d'eux, à notre connaissance, ne rapporte de jugement
avec ses attendus. Pour l'Angleterre, nous avons dans le mémoire
de Mott, auquel nous avons déjà fait de nombreux emprunts, la
relation de plusieurs décisions de justice avec des attendus rédi-
gés dans la manière britannique qui montrent les juges d'outre-
mer s'inspirant des mêmes principes que ceux de chez nous.

Voici un premier cas : « Un employé d'une compagnie de che-
mins de fer était occupé au déchargement d'un camion, lorsqu'il
glissa et dans sa chute se frappa la tête contre une barre de fer.
Suivant le témoignage du médecin qui fut appelé à le voir, le
traumatisme était léger et insuffisant à produire une maladie
cérébrale. On appela en témoignage plusieurs médecins et un
spécialiste qui avait traité cet homme à l'hôpital pour une paralysie générale, mais en avait perdu le souvenir. Celui-ci cependant exprima l'opinion qu'en thèse générale la syphilis est un
facteur essentiel de la paralysie générale, mais qu'un traumatisme peut agir comme un facteur excitant. Le juge du comté
rendit le jugement suivant :

« Il est clair pour moi que le traumatisme a eu un effet sur X., et
d'après les témoignages apportés devant moi je ne vois pas comment
je pourrais dire que l'effet de ce traumatisme a été suffisamment
compensé, et que si ce traumatisme n'avait pas eu lieu cet homme
serait dans l'état ou il est aujourd'hui. Etant donné les circonstances,
je ne fixe pas de durée pour l'incapacité qui résulte de l'accident et
je pense que la compagnie devrait payer 13 schellings et 3 pences par
semaine à dater du moment de sa dernière paie et qu'elle devrait
continuer à payer la même somme. »

Dans un autre cas, la femme d'un ouvrier atteint de paralysie générale intentait une action en indemnité. Il fut établi que l'homme avait été atteint du traumatisme incriminé alors qu'il se mêlait de faire le travail d'un autre au lieu du sien propre. En outre un expert examina le sang et le liquide céphalo-rachidien du blessé et trouva la réaction de Wassermann positive. La femme fut déboutée parce que l'accident n'avait pas eu lieu pendant que l'homme vaquait à son propre travail et le juge fit remarquer que d'ailleurs il n'était pas convaincu que la maladie fût la conséquence de l'accident.

Dans un troisième cas, la femme d'un ouvrier attribuait la paralysie générale dont celui-ci était atteint à un traumatisme cranien subi en déchargeant des pièces de bois. L'homme était entré peu de temps après à l'asile de Claybury et y était mort deux mois après son accident. A l'autopsie, il existait une pachyméningite hémorragique. La femme admettait qu'avant l'accident son mari avait déjà présenté un certain dérangement mental. De plus la pachyméningite hémorragique paraissait dater d'une époque toute récente, postérieure à l'accident; et une telle lésion n'est pas rare dans la paralysie générale en dehors de tout traumatisme. En conséquence la femme fut déboutée, puisque la maladie avait débuté avant le traumatisme et que celui-ci n'avait pas non plus produit la lésion hémorragique constatée à l'autopsie.

La question d'aggravation d'une paralysie générale, déclarée ou latente, par un traumatisme de cause extérieure intercurrent, paraît, en France, comporter des solutions juridiques un peu différentes suivant que les juges font application de la loi sur les accidents du travail de 1898 ou que l'accident invoqué tombe sous le droit commun.

Froissart (*loc. cit.*, p. 141) cite le cas d'un employé travaillant jusque-là très régulièrement de son métier, qui fut victime d'un accident de voiture et chez lequel, quatre mois plus tard, M. Dupré diagnostiquait une paralysie générale progressive avancée dans son évolution et parvenue à la démence profonde. Il délivra un certificat qui concluait ainsi : « L'évolution de l'affection semble d'après les renseignements recueillis autour du malade avoir été rapide, subaiguë et avoir soit débuté, soit affecté une allure et une forme beaucoup plus aiguës et plus graves, à la suite d'une chute sur la voie publique provoquée par un accident de voiture il y a quatre mois. Le traumatisme a déterminé une forte contusion de l'épaule droite, à la suite de laquelle s'est développée une arthrite capulo-humérale sèche avec craquements, limitation douloureuse des mouvements, légère amyotrophie péri-articulaire, etc. »

La famille du malade actionna l'auteur de l'accident, mais le malade mourut pendant l'instance. L'autopsie permit de reconnaître les lésions typiques de la méningo-encéphalite diffuse très avancée et l'expert émit des conclusions identiques à celles du certificat de M. Dupré. Le tribunal, considérant que le malade qui travaillait régulièrement au moment de son accident aurait pu vivre encore deux ans environ sans son traumatisme, accorda à la veuve une indemnité de 20 000 francs.

Ce cas particulier offre à retenir deux points intéressants. Le premier, d'ordre médico-légal, est la prise en considération d'un traumatisme non cranien comme facteur d'aggravation d'une paralysie générale déjà existante. Il est bien clair en effet, d'après l'évolution, qu'il ne peut s'agir que d'une paralysie générale aggravée, et le fait que le blessé travaillait encore au moment de son accident avec une paralysie générale non douteuse ne saurait surprendre. De tels exemples sont courants dans la pratique journalière de la psychiatrie. D'autre part, l'influence aggravante admise par les médecins et par le tribunal ne peut non plus être mise en doute, et on peut, du premier fait de ce genre que nous rencontrons au cours de cette étude, tirer cette conclusion que du point de vue médico-légal et juridique la localisation du traumatisme est infiniment plus large quand il s'agit d'aggravation, tandis que dans le cas de création de la maladie, au sens médico-légal bien entendu, la localisation cranienne est absolument nécessaire. Le second point à retenir est plutôt d'ordre juridique : c'est la considération du temps que la maladie aurait mis à évoluer sans l'intervention du traumatisme. Il est inutile de faire remarquer que médicalement une telle évaluation peut être établie d'une façon seulement très approximative. Mais ce défaut de précision n'a que des inconvénients minimes, du fait qu'elle doit servir seulement d'indication au tribunal qui établit le chiffre de l'indemnité en s'aidant également d'autres éléments d'appréciation d'ordre non médical. Cette solution, parfaitement juste au premier abord, est d'une application facile en droit commun où l'indemnité est presque toujours globale.

En matière d'accidents du travail il n'en serait pas de même. Pour d'autres maladies, l'application de la doctrine bien connue de la cour de cassation sur l'état antérieur conduit pratiquement certains tribunaux à considérer l'aggravation d'un état pathologique au même titre que sa création de toutes pièces et à faire porter au traumatisme toute la responsabilité de la maladie qu'il n'a fait que précipiter dans son évolution. C'est la règle qu'ont appliquée le tribunal de la Seine pour le malade de l'observation V, et celui de Lourdes pour le malade de l'observation II.

En sens inverse, le tribunal de Lille vient de débouter la veuve d'un accidenté dont le traumatisme aurait aggravé légèrement la paralysie générale préexistante, en ce sens qu'après avoir travaillé jusqu'au jour du traumatisme, il put reprendre son travail ensuite. Voici les termes de ce jugement, rendu le 4 janvier 1912 :

« Attendu qu'il résulte des documents de la cause que L., alors qu'il travaillait comme manœuvre au service du défendeur, reçut, le 3 septembre 1910, sur la tête, une lame de fer qui lui a occasionné une plaie du cuir chevelu ; que cette plaie fut guérie complètement en neuf jours et ne laissa comme trace qu'une cicatrice insignifiante non adhérente ; que L. reprit le travail le 12 septembre, mais le cessa définitivement le 10 octobre 1910 ;

« Attendu que L. se prétendant atteint de troubles cérébraux, de la parole et de la marche qui le rendaient incapable de travailler, le tribunal de ce siège par jugement du 4 mars 1911 désigna les Dʳˢ Combemale, Vanverts et Richard à l'effet d'examiner et de dire notamment si ces troubles pouvaient être considérés comme une conséquence du léger traumatisme par lui subi le 3 septembre 1910 ;

« Attendu enfin que la mort de L. étant survenue le 8 août 1911 le Dʳ Labbé fut par ordonnance du président de ce siège du 12 août nommé expert avec mission de procéder à son autopsie et de déterminer les causes de la mort ;

« Attendu qu'il résulte du rapport des Dʳˢ Combemale, Vanverts et Richard que L. était atteint de paralysie générale préexistante depuis un an au moins à l'accident dont il a été victime le 3 septembre 1910 ; que cet accident n'a fait qu'accélérer très légèrement la marche fatale de cette affection et que les troubles invoqués par L. à l'appui de la demande de rente n'en étaient que la manifestation ;

« Attendu d'autre part que dans son rapport le Dʳ Labbé déclare que les constatations faites à l'autopsie ne lui permettent pas de dire avec précision à quel genre de mort L. a succombé, ni que le décès doit être attribué à l'accident du 3 septembre 1910 dont il n'a trouvé aucune trace ; que la mort lui paraît au contraire devoir être attribuée à des fractures de côtes de date récente ;

« Par ces motifs...

« Dit que L. n'est pas décédé des suites de l'accident du 3 septembre 1910 et qu'il n'y a lieu de donner acte à ses ayants-droit des réserves qu'ils font de ce chef quant à l'exercice de leurs droits. »

Il semble y avoir contradiction entre les deux jugements de Lourdes et de Lille, mais cette contradiction est seulement apparente, car dans le cas de Lille traumatisme et aggravation sont également qualifiés de légers, au lieu que dans le cas de Lourdes l'aggravation est clairement indiquée au nombre des motifs du jugement. C'est donc bien toujours l'application du principe que « seul le salaire constitue la mesure légale de la capacité de l'ouvrier et qu'il n'est pas permis au juge d'évaluer les facultés de travail d'après les suites que l'accident aurait eues sans les prédispositions morbides de la victime ». (Cour de Cassation, 31 juillet 1906).

Il ne semble pas cependant qu'en matière de paralysie générale aggravée par un traumatisme cette doctrine soit en harmonie complète avec la nature des choses. On peut en effet admettre que le juge ne tienne aucun compte des prédispositions latentes que le traumatisme a mises en œuvre et qui auraient pu ne pas se manifester sans lui. C'est ainsi qu'au chapitre II nous avons admis qu'il n'y avait pas à tenir compte de la prédisposition créée par la syphilis dans la paralysie générale post-traumatique. Mais quand l'accident aggrave une paralysie générale déjà existante, il ne fait qu'accélérer l'évolution d'un état patent qui, même sans ce traumatisme, aurait eu une évolution fatalement progressive dont on peut seulement dire qu'elle eût été plus longue. On ne saurait même assimiler l'aggravation de la paralysie générale à celle d'une tuberculose torpide, parce que celle-ci peut rester presque indéfiniment dans le même état, et qu'il n'en est pas de même de la paralysie générale légitime qui, même avec des rémissions plus ou moins longues, aboutit toujours en fin de compte à l'invalidité et à la mort. Cette question, longuement discutée dans la thèse d'un de nos élèves (1), comporte une conclusion pratique qui vaut, à notre avis, d'être soumise aux juristes et qui est la suivante : Dans le cas d'aggravation d'une maladie antérieure patente, la paralysie générale dans le cas particulier, la jurisprudence devrait envisager, après les experts, le temps dont l'accident a diminué la période de capacité ouvrière, et allouer, pour cette période considérée comme période d'invalité temporaire, le demi-salaire. Ce serait transporter dans le domaine des accidents du travail, le principe de droit commun dont se sont inspirés les juges dans le cas du rapport de Dupré. Il appartient à d'autres mieux qualifiés que nous de voir dans quelle mesure cette solution est admissible dans l'état actuel de la législation et de la jurisprudence. En tout cas, au point de vue médico-légal, pour l'expert qui serait appelé à évaluer le temps d'invalidité temporaire en calculant approximativement l'accélération imprimée à la marche de la maladie, la tâche serait délicate, mais non pas certes insurmontable.

La paralysie générale traumatique dans l'armée. — Ce

____

(1) DORÉ. L'état antérieur dans les accidents du travail. (*Th. de Bordeaux*, 1912-1913).

n'est pas seulement dans des actions proprement juridiques que se pose le problème de la paralysie générale traumatique ; il se pose aussi et avec des termes identiques dans un milieu où la fréquence des traumatismes craniens d'une part, et celle de la syphilis et par suite de la paralysie générale ordinaire d'autre part, pourraient compliquer singulièrement la solution des cas particuliers. Nous voulons parler du milieu militaire, de celui des officiers montés surtout, où les chutes de cheval constituent le traumatisme le plus habituel.

La fréquence de la maladie, par rapport aux autres psychoses, ressort éloquemment des chiffres fournis par Antheaume et R. Mignot qui comptent chez les militaires internés à Charenton 44 p. 100 de paralytiques, contre 25 p. 100 seulement chez les civils. Le nombre des paralytiques généraux militaires (et il s'agit toujours de gradés, officiers ou sous-officiers rengagés) chez lesquels on note des traumatismes craniens graves dans les antécédents, serait de 25 p. 100, proportion énorme qui, d'après les auteurs, constituerait sans aucun doute une des raisons de la prédominance de la paralysie générale dans l'armée (1).

La loi du 11 avril 1835 dispose que les conséquences des blessures reçues en service par les militaires donnent droit à la réforme n° 1, qui comporte une pension de taux variable suivant le degré de l'infirmité consécutive, pension réversible sur la veuve en cas de mort. Les prescriptions de cette loi ont été précisées par des circulaires ministérielles du 3 janvier 1879 et du 23 juillet 1887, dans lesquelles la paralysie générale est formellement indiquée comme pouvant résulter de causes multiples plus ou moins liées aux obligations de la vie militaire, telles que fatigues excessives, blessures de la tête, insolation, etc.

Ces circulaires sont toujours en vigueur. Les dates auxquelles elles ont été lancées permettent de supposer que le Comité consultatif de santé, qui fut dans la circonstance l'inspirateur de la pensée ministérielle, n'a guère fait état des idées sur l'origine habituellement syphilitique de la maladie telles qu'elles ont cours aujourd'hui. Et si ces prescriptions se sont maintenues malgré le changement dans les idées étiologiques qui s'est opéré depuis cette époque, c'est que les médecins militaires comme les médecins légistes, devant les mêmes nécessités pratiques, ont obéi aux mêmes préoccupations.

La question de la paralysie générale traumatique envisagée au

(1) A. ANTHEAUME et R. MIGNOT. Les maladies mentales dans l'armée française. Ledoux, éditeur. Paris, 1909, p. 85 et 98.

point de vue de la loi des pensions militaires a été étudiée par Rigal (1) en 1894, et en 1911 elle a été exposée brièvement par Simonin dans la discussion qui suivit la communication de l'un de nous (Régis) au 1ᵉʳ Congrès de médecine légale (2).

Simonin a fait remarquer que les circulaires ministérielles restant muettes sur la question de l'état du blessé avant le traumatisme, l'existence d'une syphilis antécédente chez un officier atteint de paralysie générale ne peut être invoquée contre la réforme n° 1 avec pension, si le médecin constate que cette maladie est en rapport avec un traumatisme subi dans le service. Sur ce point les jurisprudences militaires et civiles sont donc parfaitement d'accord pour faire supporter au traumatisme toute la responsabilité de la maladie.

Naturellement les mêmes critères servent à établir la réalité de l'origine traumatique, et ici l'institution du certificat d'origine de blessure établi aussitôt qu'un militaire est blessé en service, facilite grandement la tâche de l'expert. Il est bien entendu, du reste, que si l'enquête démontre l'existence d'une paralysie générale antérieure au traumatisme, il ne peut plus être question de réforme n° 1, et c'est là-dessus que l'expert doit porter toute son attention. Mais étant donné la largeur de vues de l'administration militaire en matière de pensions de réforme, il est probable que le bénéfice de la réforme n° 1 ne serait refusé qu'au cas de maladie absolument patente avant le traumatisme. Sans aucun doute, au cas de paralysie générale seulement latente et manifestée peu de temps après ce traumatisme, le critère de la trop courte durée de la période intercalaire ne serait pas plus retenu par les conseils de réforme qu'il ne l'a été par le tribunal de Lourdes dans le cas que nous avons rapporté.

Les cas de réforme avec pension pour paralysie générale sont, du reste, d'autant plus fréquents dans l'armée qu'en dehors du traumatisme les circulaires ministérielles permettent d'invoquer tout un ensemble de causes englobées sous la dénomination un un peu vague « fatigues du service », causes qui dans la pratique peuvent être considérées comme presque toujours présentes.

(1) RIGAL. De la folie par commotion cérébrale dans ses rapports avec la législation militaire (*Ann. d'hygiène publique et de médecine légale*, février 1894).

(2) *Annales d'hygiène publique et de médecine légale*, 1911, t. XVI, p. 306.

IV. — RÈGLES DE L'EXPERTISE
DANS UN CAS DE PARALYSIE GÉNÉRALE
SUPPOSÉE TRAUMATIQUE

Les développements des deux chapitres précédents avaient pour but de montrer par quelle évolution d'idées la notion de paralysie générale traumatique avait acquis une existence médico-légale et juridique ; et aussi d'indiquer dans les grandes lignes les conditions auxquelles doit satisfaire un cas donné pour mériter dans une expertise l'épithète de traumatique. On peut donc de ce qui précède déduire les règles de la conduite que doit tenir l'expert en présence d'un cas de paralysie générale où l'éclosion de la maladie est attribuée à un traumatisme. C'est à étudier une à une attentivement et minutieusement les étapes successives d'une telle expertise que nous allons maintenant nous attacher.

Auparavant toutefois, il est utile de poser et de résoudre une question subsidiaire, celle de savoir si les règles de conduite de l'expertise doivent varier suivant que l'affaire qui lui est soumise ressortit au droit commun ou à la législation spéciale des accidents du travail. Froissart et Calvi ont admis cette division du sujet, en se basant principalement sur ce fait que dans le droit commun la jurisprudence tient compte de l'état antérieur du blessé, c'est-à-dire dans l'espèce de la syphilis, élément dont la jurisprudence spéciale des accidents du travail ne tiendrait aucun compte. Dans les deux chapitres précédents, nous nous sommes efforcés de montrer combien théoriquement le partage des responsabilités entre le traumatisme, cause déterminante, et la syphilis, cause prédisposante, était difficile pour ne pas dire impossible, et comment la médecine légale et la jurisprudence des accidents du travail se trouvaient en parfait accord. Nous avons vu également que, si la juridiction de droit commun avait essayé d'établir ce partage des responsabilités dans un cas où le traumatisme avait seulement aggravé la maladie, par contre la Cour de Toulouse avait jugé sans se préoccuper de l'état antérieur, bien qu'il s'agît d'un accident de chemin de fer régi par le droit commun.

Les deux jurisprudences s'inspirent donc du même principe et de ce fait l'expert se trouve dégagé de toute préoccupation en ce qui concerne la prise en considération de la syphilis antérieure.

Mais ceci n'implique nullement qu'il puisse faire état de ces données juridiques pour négliger de rechercher l'existence de la syphilis dans tous les cas soumis à son appréciation. Il doit faire son enquête aussi complète que possible et ni Froissart ni Calvi n'ont songé à y contredire. Il n'a pas à se préoccuper de la jurisprudence ; il doit simplement répondre aux questions posées et, pour ce faire, réunir tous les éléments d'appréciation sans exception. Sa conduite ne différera donc pas, qu'il s'agisse d'accident de droit commun ou d'accident du travail, qu'il soit chargé d'une expertise judiciaire, administrative ou militaire, parce que l'expert ne connaît que des faits et que ceux-ci sont, de toute évidence, indépendants des doctrines. Tout au plus ses conclusions pourront changer de forme suivant celle des questions posées ; elles ne sauraient varier au fond. Les mêmes règles seront applicables dans toute expertise et celle-ci passera par les mêmes étapes.

Ces étapes seront les suivantes :

1° L'établissement du diagnostic de la forme clinique du syndrome paralytique, diagnostic qui sera, suivant les cas, seulement clinique ou successivement clinique et anatomo-pathologique.

2° La recherche minutieuse de l'époque du début clinique du syndrome considéré, qui conduira à déterminer si la maladie existait antérieurement au traumatisme ou si elle lui est nettement postérieure.

3° L'étude du traumatisme incriminé, de sa nature, de son siège, de sa gravité, de ses effets immédiats et prochains.

4° L'étude de la période intercalaire, au double point de vue de sa durée et des phénomènes morbides présentés par le blessé.

5° La recherche de tous les autres facteurs étiologiques, en particulier de la syphilis.

Chacune de ces recherches doit être entreprise dans les conditions et avec les moyens que nous allons maintenant étudier.

I. — DIAGNOSTIC DE LA FORME CLINIQUE
DU SYNDROME PARALYTIQUE

L'expertise médico-légale devant en définitive aboutir à l'établissement d'un pronostic, on entend bien que le diagnostic, en l'espèce, doit se faire entre les formes progressives, les formes franchement régressives et les formes à tendances chroniques ; d'autres diraient qu'il s'agit de savoir si on a affaire à une paralysie générale vraie ou à une pseudo-paralysie générale. Les mots n'ont guère d'importance en cette affaire, mais les choses en ont une très grande au point de vue particulier qui nous occupe, et la question qui se pose est celle ci : est-il possible, pratiquement, en présence d'un syndrome paralytique considéré à un moment de son évolution, de prévoir quelle sera ultérieurement cette évolution, ou cette prévision ne peut-elle résulter que d'une observation prolongée et d'examens répétés?

Nous nous sommes déjà posé la même question dans le premier chapitre en discutant sur l'unicité des syndromes paralytiques et nous avons vu qu'elle ne pouvait être résolue que par la seconde alternative. En effet les démences régressives sont encore assez mal connues dans leurs détails cliniques ; les différences avec la paralysie générale légitime indiquées par Koppen et que nous avons reproduites page 18, portent trop sur des nuances pour avoir une grande valeur pratique. Seule l'évolution est caractéristique, d'où la nécessité d'une observation prolongée dans tous les cas.

En pratique, il est vrai, dans la grande majorité des cas, l'expert n'est appelé à se prononcer que plusieurs mois, voire plusieurs années après le début de la maladie, quand par conséquent les renseignements recueillis dans l'entourage du malade, dans les certificats médicaux, ou mieux encore dans les documents officiels de l'asile, s'il y a internement, permettent de reconstituer assez fidèlement l'évolution de l'état morbide antérieurement à l'expertise. Si cette évolution est franchement progressive, si, partant de symptômes légers, le malade est arrivé plus ou moins rapidement à la démence et au gâtisme, avec les signes somatiques classiques, comme c'est le cas dans notre observation III, il ne peut y avoir aucun doute, et à la rigueur un seul examen peut suffire. Il n'en est pas toujours de même et quelquefois le diagnostic doit rester en suspens pendant de longs mois. Le devoir de l'expert sera donc en pareil cas de répéter ses examens à plusieurs semaines ou à plusieurs mois d'intervalle. C'est le seul moyen d'éviter l'erreur déplorable qui consisterait à prendre pour une démence traumatique en voie de régression une paralysie générale vraiment progressive, mais présentant une de ces rémissions trompeuses que les aliénistes connaissent bien. Un exemple saisissant de ces cas à diagnostic difficile est celui que relate notre observation V. On y voit un ouvrier qui fait une chute de 3 mètres de haut le **24 février 1904**, entrer le **17 juillet** suivant à Sainte-Anne, avec le diagnostic de dépression mélancolique. Brissaud, commis comme expert, l'y visite à quatre reprises le **20 janvier 1905**, le **30 mai 1905**, le **11 novembre 1905**, et enfin le **1er mai 1906**. Dans ses trois premières visites Brissaud déclare ne pouvoir se prononcer entre une confusion mentale post-traumatique et une paralysie générale typique. Dans sa dernière visite, après treize mois d'observation, il se décide à déclarer le malade en état d'incapacité permanente totale, mais avec des phrases grosses d'enseignements : « Nous avions espéré que l'atténuation des symptômes de paralysie générale ou de pseudo-paralysie générale s'accentuerait, et c'est pour cela que nous avions désiré pratiquer une série d'examens espacés de quatre mois en quatre mois. Notre espoir ne s'est pas réalisé et nous restons comme au premier jour en présence d'un des problèmes les plus difficiles de la clinique mentale. »

Le 21 octobre M. Antheaume, chargé d'expertiser le même blessé, concluait à l'existence d'une paralysie générale progressive. Il avait donc fallu dans ce cas plus de deux ans pour aboutir à un diagnostic ferme.

Une hâte trop grande peut encore avoir l'inconvénient de faire méconnaître une paralysie générale au stade de neurasthénie préparalytique. Nous connaissons le cas d'un ouvrier qui, ayant fait une chute d'une hauteur de 7 mètres le 21 mars 1907, se voyait attribuer par l'expert le 20 juillet de la même année une incapacité permanente partielle de 10 p. 100 pour des symptômes neurasthéniques et des bourdonnements d'oreille. Or cet homme entrait dans le service de l'un de nous le 18 juin 1908, et il en sortait le 3 août pour l'asile de Cadillac avec le diagnostic de paralysie générale confirmée. Le début clinique de celle-ci paraissait remonter au mois de septembre 1907, soit à six mois après l'accident.

La possibilité de la revision en matière d'accidents du travail constitue évidemment une sauvegarde contre les erreurs de ce genre. On ne saurait en arguer cependant pour éluder la règle qui se dégage de ce qui vient d'être dit et qui est de savoir attendre.

Il n'est pas rare que le blessé atteint de paralysie générale meure au cours de l'expertise, ou même antérieurement à celle-ci. L'autopsie, qu'elle ait été pratiquée par un médecin d'asile qui peut en certifier les résultats ou par le médecin légiste lui-même, apporte évidemment un appoint précieux. Mais, soit qu'elle démontre comme dans nos observations I et II des lésions typiques de méningo-encéphalite diffuse, soit qu'elle montre des lésions proprement traumatiques telles que fractures du crâne, hémorragies méningées, cicatrices du cerveau, on conçoit, d'après tout ce qui a déjà été dit au cours de cette étude, que les conclusions ne doivent point en être modifiées, si par ailleurs la relation de la maladie et du traumatisme incriminé est solidement établie. Le diagnostic de paralysie générale typique ou de démence post-traumatique avec lésions atypiques n'a, en effet, plus d'intérêt pratique, au point de vue médico-légal, puisque l'évolution de la maladie ne fait plus question.

II. — DÉTERMINATION DU DÉBUT CLINIQUE DU SYNDROME PARALYTIQUE.

Etant donné un syndrome paralytique prétendu traumatique, il est capital pour l'expertise de déterminer le plus exactement possible la date de son début, notamment de rechercher si ce début est antérieur ou postérieur au traumatisme incriminé. Il s'agit là d'une recherche particulièrement délicate. Comme on l'a vu par le jugement du tribunal de Lourdes rapporté au chapitre III, la jurisprudence tend à admettre un début postérieur au traumatisme si le blessé a effectué régulièrement son travail jusqu'à cette époque.

Cette manière de voir, très justifiée du point de vue juridique quand les conclusions de l'expertise sont dubitatives, est en opposition trop formelle avec les données médicales pour servir de règle même approximative dans les expertises. On sait, en effet, que les paralytiques généraux continuent fréquemment à exécuter leurs travaux professionnels d'une façon relativement satisfaisante, alors que la maladie a déjà parcouru une certaine partie de son évolution. Ce fait se produit principalement quand le travail est fait d'actions machinales, automatiques, où la spontanéité n'intervient guère; tout au plus peut-il y avoir des maladresses ou des négligences insuffisantes à motiver un renvoi. La continuation du travail professionnel avant et même un certain temps après le traumatisme, ne doit donc pas être retenue à l'expertise comme un élément suffisant de conviction (1).

Celle-ci doit procéder de preuves directes, ou à [leur défaut de preuves indirectes, étant bien entendu que ces dernières restent forcément dubitatives à quelque degré et insuffisantes souvent à motiver la décision des juges, ce qui du reste n'importe pas à l'expert.

Les preuves directes seront tirées de l'examen rétrospectif des actes de l'individu soumis à l'expertise. On sait que dans sa période d'invasion la paralysie générale commune se manifeste par des modifications de l'intelligence et du caractère qui frappent plus ou moins l'entourage, et doivent être cherchées minutieusement. On verra dans l'observation III comment une enquête ré-

(1) C'est ainsi qu'en a jugé le tribunal d'Agen (p.37).

trospective a pu établir chez le sujet l'existence de négligences professionnelles, de modifications dans sa manière d'être avant le traumatisme. L'investigation dans ce sens doit se faire par des témoignages de valeur très inégale et dont beaucoup ne sauraient être acceptés qu'avec de prudentes réserves, sauf pour des faits parfaitement contrôlables, et aussi par l'examen des écrits du malade à une période éloignée et à des périodes rapprochées du traumatisme, en comparant les uns et les autres avec des écrits datant de la période de la paralysie confirmée. Quand cette recherche est possible l'existence de modifications à la fois graphiques et intellectuelles dans les écrits peut devenir, si la chose est suffisamment frappante, un élément des plus précieux. Malheureusement l'étude des écrits n'est possible que dans certains cas; elle manque de matériaux chez bon nombre d'ouvriers manuels. Pour ces raisons l'administration de preuves directes d'une paralysie générale avant un accident ne peut être faite que rarement.

Aussi, pratiquement et malgré leur caractère dubitatif, les preuves indirectes priment les preuves directes comme importance.

Elles procèdent, en effet, d'éléments dont la recherche est relativement plus facile que les précédents. Ce sont :

a) La durée de la période intercalaire :

b) Le moment de l'évolution où la maladie est parvenue, depuis le traumatisme ;

c) Les conditions du traumatisme.

a) La durée de la période intercalaire ne peut être déterminée que d'une façon approximative et imprécise, pour les mêmes raisons qui rendent difficile la recherche des preuves directes. Cependant si cette recherche se heurte pour la période antérieure au traumatisme à des difficultés considérables, il n'en est pas de même dans la période qui suit ce traumatisme. En effet pendant ce temps le blessé est souvent soumis à une surveillance médicale, et de plus l'entourage est naturellement enclin à mieux noter des modifications de son état qui à tout autre moment auraient risqué de passer inaperçues. En pratique, du reste, on ne peut tenir compte que de quelques manifestations particulièrement frappantes, comme une fugue, un accès d'excitation prolongée, un outrage à la pudeur, en un mot un acte révélant un déficit intellectuel ou moral incontestable. Dans le milieu ouvrier ou le milieu militaire, une série de négligences ou de fautes professionnelles amenant des observations répétées doit être prise en considération comme un signe important du début de la maladie.

L'approximation dans ce cas peut ne pas dépasser une ou deux semaines, ce qui est pleinement suffisant.

Or, tout ce que nous savons de l'évolution clinique et anatomique de la paralysie générale, autorise à croire que la maladie demande au moins de un à six mois pour pouvoir se manifester d'une façon suffisamment frappante. Une paralysie générale se manifestant cliniquement dans un laps de temps inférieur à un mois après un traumatisme aura donc les plus grandes chances d'avoir réellement débuté avant ce traumatisme, et si le début est seulement postérieur de moins d'un mois au traumatisme on peut dire que cette probabilité devient une certitude.

b) Est-il possible, étant donnée la connaissance de la phase évolutive où se trouve une paralysie générale à un moment déterminé, au moment de l'expertise ou de l'internement dans l'espèce, d'en reconstituer assez exactement les phases antérieures pour situer son début réel dans le temps avec une approximation satisfaisante? A cette question on ne peut donner, en thèse générale, qu'une réponse négative, car, on le sait, si la paralysie générale dans sa forme commune offre des allures nettement et fatalement progressives, si les phases successives de cette évolution sont bien connues dans leurs caractéristiques générales, par contre la durée de chacune de ces phases est essentiellement variable d'un cas à l'autre. Tel malade prolongera considérablement la période pré-paralytique, ou la période médicolégale; tel autre brûlera ces premières étapes pour présenter au bout de quelques mois tous les signes caractéristiques de la période d'état. La possibilité de rémissions trompeuses pouvant atteindre la durée d'une année et plus, vient encore compliquer le problème.

Toutes ces données de la clinique courante font que, dans l'hypothèse de l'absence de tous renseignements antérieurs, il n'est pas possible, en présence d'un paralytique général confirmé, c'est-à-dire présentant les signes non douteux de la période d'état, à une époque déterminée après un traumatisme, d'affirmer avec quelque certitude que sa maladie a débuté réellement avant ou après ce traumatisme. Du moins ceci est exact quand on opère dans les délais ordinaires d'examen, c'est-à-dire dans la période qui s'étend du commencement du sixième mois qui suit l'accident jusqu'à la fin de la quatrième année. En deçà et au delà de cette période il est permis d'être affirmatif. Une paralysie générale en pleine période d'état moins de six mois après un traumatisme a les plus grandes chances d'avoir réellement débuté avant ce traumatisme, réserves faites pour l'extraordinaire rapidité d'allures de certains cas qui brûlent vraiment les étapes. Inversement, une paralysie générale atteignant sa période d'état seulement dans le courant ou après la fin de la troisième année qui suit l'accident, a, très vraisemblablement, débuté après le traumatisme.

Il n'existe à vrai dire qu'un seul cas où la notion de la période d'état puisse servir à affirmer avec certitude l'existence d'une paralysie générale antérieure au traumatisme. C'est quand, dès les premiers jours qui suivent l'accident, un blessé, jusque-là bien portant en apparence, présente des signes somatiques et psychiques non douteux d'une maladie avancée, comme dans le cas de Dupré rapporté plus haut. Les cas de ce genre constituent, en médecine légale, le pendant de ceux qu'on observe couramment en clinique ordinaire, où une paralysie générale passée inaperçue pendant un temps très long se démasque brusquement par un acte manifestement insensé qui ouvre la période d'état et précède de fort peu l'internement. C'est dans ces cas que se pose la question du rôle aggravant ou simplement révélateur du traumatisme, question qui sera étudiée plus loin.

c) **Les conditions dans lesquelles s'est produit le traumatisme** doivent également être prises en considération au point de vue de la détermination du début clinique. Il est, en effet, de notion courante que la paralysie générale peut marquer son début par un ictus apoplectiforme; d'autre part des ictus en série peuvent en ponctuer, pour ainsi dire, les différentes phases. On voit tout de suite la différence capitale à établir dès l'abord entre les cas où le traumatisme invoqué est de cause nettement extérieure à l'individu blessé et ceux où le trauma résulte d'une chute dont il est souvent difficile de savoir si elle est due à un accident ou à une perte de connaissance spontanée. Le problème est toujours délicat, quelquefois impossible à résoudre.

On ne peut faire fonds ni sur les lésions chirurgicales créées par la chute et qui restent indépendantes de la cause de celle-ci, ni sur la perte de connaissance consécutive qui peut aussi bien ressortir à la commotion cérébrale proprement traumatique qu'au coma apoplectique. Seules doivent être prises en considération les circonstances de l'accident, et on peut les ramener à deux catégories distinctes qui sont : les chutes d'échafaudage ou de tout autre lieu élevé, d'une part et les chutes sur le sol, le sujet tombant de sa hauteur, d'autre part.

Dans les premières il ne peut y avoir place pour le doute que si la chute paraît due à un manque d'équilibre et non à une rupture de quelque pièce d'échafaudage ou de véhicule. La chute en apparence spontanée doit être tenue pour suspecte en l'absence de tous renseignements sur l'état antérieur ; mais on n'en saurait dire davantage. Même l'existence de manifestations épileptoïdes immédiates ne saurait constituer une preuve absolue d'ictus épileptiforme puisqu'on peut aussi bien les attribuer aux lésions proprement traumatiques. Le doute doit donc subsister et l'expert doit se contenter de l'exprimer comme dans notre observation III.

Les chutes sur le sol de la hauteur du sujet, quand elles ne sont pas dues à une cause extérieure évidente, quand elles apparaissent comme le résultat d'un faux pas ou d'un vertige, sont plus faciles à caractériser. En pratique il est très rare, en effet, que de pareilles chutes s'accompagnent d'un ébranlement suffisant pour déterminer une perte de connaissance tant soit peu prolongée. Un coma de plus d'une demi-heure dans un cas de ce genre constitue une preuve presque certaine de l'existence d'un ictus, sauf bien entendu l'exception de lésions craniennes graves. Il en est de même quand la chute est suivie de convulsions épileptiformes.

Les chutes de bicyclette et de cheval forment une catégorie à part, dans laquelle l'instabilité du véhicule et la violence du choc résultant de la vitesse acquise rendent dès l'abord impossible toute considération du genre des précédentes.

On voit, en manière de conclusion, que, de tous les éléments que l'expert peut mettre en œuvre pour fixer le début d'une paralysie générale, aucun, sauf exception, ne peut, à lui seul, constituer une preuve absolue. Il importe donc de les rechercher tous pour réunir un faisceau de preuves relatives qui à défaut d'une certitude permettront d'établir une somme plus ou moins grande de probabilités. C'est ce qui ressort de la lecture des observations que nous rapportons plus loin. On y verra, notamment dans l'observation I, que la somme de ces probabilités ne permet d'établir la date du début qu'avec une grande approximation, ce qui sera la règle dans la plupart des cas.

III. — DÉTERMINATION DE LA VALEUR ÉTIOLOGIQUE DU TRAUMATISME INCRIMINÉ

Supposant maintenant résolues les questions qui viennent d'être étudiées, c'est-à-dire supposant connues la forme clinique du syndrome paralytique et l'époque de son début, si celui-ci apparaît postérieur au traumatisme, il reste à établir la relation de cause à effet. Celle-ci doit, comme on l'a vu, reposer sur les conditions du traumatisme lui-même et sur l'étude de la période intercalaire.

L'hypothèse d'un ictus ayant été écartée soit d'une façou

certaine, soit avec réserves, il reste à rechercher si le traumatisme
remplit les conditions nécessaires pour mériter d'être pris en considération comme facteur déterminant. D'après ce qui a été dit
de l'opinion unanime des médecins légistes, le traumatisme doit
satisfaire à deux conditions essentielles d'intensité et de localisation, qui ressortent de l'étude clinique que nous avons faite
dans le chapitre I. Il doit avoir atteint l'encéphale et avoir présenté une certaine violence.

L'atteinte de l'encéphale apparaît comme une condition rigoureusement exigible, de l'avis de tous, et cette exigence est basée
sur les faits cliniques et aussi sur les données de la pathologie
générale.

Il n'existe, en effet, pas d'exemple d'une paralysie générale
affectant des relations de causalité suffisamment probables avec
un traumatisme non cranien ayant produit des effets purement
locaux. En outre, on ne voit pas par quelle filiation de phénomènes on pourrait établir un lien pathogénique entre ce trauma
et la maladie. Mais si en aucun cas le trauma périphérique ne
peut être invoqué comme ayant une influence vraiment déterminante, il semble bien que dans certains cas son influence aggravante ne puisse être mise en doute. Tel est le cas de Dupré que
nous avons rapporté d'après Froissart ; tel est également celui
d'un autre malade au sujet duquel Froissart cite intégralement
un autre rapport de Dupré dont les conclusions sont les suivantes (1) :

« Il est extrêmement probable que la paralysie générale constatée chez X deux ou trois semaines avant sa mort, survenue en
juin 1904, existait chez lui longtemps avant l'accident d'avril 1904
(traumatismes multiples des membres supérieurs par écrase-
ment) ; on ne relève, il est vrai, dans une enquête rétrospective
faite parmi l'entourage, aucun signe de cette maladie antérieure
à l'accident. Mais le résultat négatif de cette anamnèse, qui est
la règle lorsque celle-ci s'adresse à un entourage incompétent,
incapable de saisir la signification des symptômes de début de la
paralysie générale, ne saurait prévaloir contre la notion fonda-
mentale de la longue durée de la maladie, de sa marche rémit-
tente et irrégulière, enfin de l'évolution insidieuse et latente de
ses premières atteintes. La paralysie générale peut exister sans
mettre obstacle au travail, en l'absence d'une cause extérieure
aggravante, pendant des mois et même des années.

« On ne peut donc soutenir que la paralysie générale ait résulté

____

(1) FROISSART. *Loc. cit.*, p. 156.

« chez X d'un traumatisme si récent et qui n'a pas intéressé la « tête.

« Mais ce traumatisme, par le choc moral qu'il a déterminé, a « certainement hâté l'apparition et précipité le dénouement de « la paralysie générale. »

Dupré voit ici dans le choc moral le lien pathogénique qui relie le traumatisme à l'aggravation. Son explication est évidemment plausible; elle est peut-être incomplète, et d'autres facteurs d'ordre physiologique, toxiques ou infectieux, ont pu également intervenir. En tout cas il s'agissait d'un traumatisme grave, ce qui est une condition à exiger impérieusement, sous peine de favoriser les réclamations les moins justifiées.

Dans les cas où on peut soupçonner non une aggravation mais une création de la maladie au sens médico-légal du mot, il convient d'exiger l'atteinte de l'encéphale comme une condition *sine quâ non*. Ce qui ne veut pas dire forcément qu'il doive exister soit une plaie pénétrante du crâne, soit des symptômes traduisant d'une façon non douteuse une lésion destructive localisée des diverses parties de l'encéphale.

Comme on l'a vu au chapitre Ier, les cas de ce genre sont rares. Bien plus souvent la notion de l'atteinte encéphalique se base seulement d'une part sur la localisation cranienne du trauma, d'autre part sur les symptômes de commotion cérébrale consécutive. Ces deux conditions étant remplies suffisent à tenir le traumatisme pour valable, puisque la commotion cérébrale constitue la preuve de l'atteinte encéphalique et en même temps de la violence du trauma.

Cependant, bien évidemment, les conditions propres du traumatisme qui peuvent en indiquer la violence doivent être prises en considération indépendamment des conséquences. Il conviendra donc de noter minutieusement la hauteur de la chute, ou, s'il s'agit d'une violence extérieure, la nature, les dimensions, le poids de l'agent vulnérant, et l'intensité du choc déduite de celle de la force qui l'a mis en branle (1).

Les autres circonstances qui accompagnent le traumatisme proprement cranien peuvent aussi avoir une certaine importance. Dans notre observation I, nous voyons un traumatisme cranien relativement peu important s'accompagner d'autres contusions sur tout le corps au cours d'un accident de chemin de fer. Ces contusions multiples et les autres circonstances du fait suffisent, dans

____

(1) Dans les chutes de cheval ou de bicyclette, la vitesse ou les mouvements violents de la monture au moment de la chute doivent entrer en ligne de compte.

ce cas particulier, à établir l'existence d'un ébranlement général dont la répercussion encéphalique est, sinon absolument certaine, du moins infiniment probable, et qui réalise ainsi une atteinte indirecte des centres encéphaliques. Celle-ci se traduisit du reste ensuite par des phénomènes de commotion cérébrale peu intenses mais dont la nature n'était point douteuse.

La valeur étiologique de l'ébranlement général est admise par certains médecins légistes, même en l'absence d'un traumatisme localisé au crâne, par Mendel et par Masoin dont nous rapportons une observation de ce genre sous le n° IV. La valeur étiologique du choc général y est déduite à la fois de la violence de ce choc lui-même et des phénomènes consécutifs, qui du reste n'ont pas été jusqu'à la perte de connaissance.

Au cas de choc intense sans traumatisme localisé au crâne, c'est principalement du côté des phénomènes consécutifs que doit être dirigée l'attention de l'expert; s'il y a eu perte de connaissance, l'atteinte du cerveau n'est pas douteuse. Mais en dehors de ce symptôme, l'ébranlement général ne peut être pris en considération que si on constate d'autres signes de commotion cérébrale, atténuée mais prolongée, et surtout si les autres conditions tirées de l'étude de la période intercalaire sont par ailleurs rigoureusement remplies.

Le côté psychique du traumatisme n'a pas été envisagé dans ce qui précède. Sauf dans le rapport de Dupré cité plus haut, les experts n'en font pas état. Une pareille réserve s'explique si on songe à tout ce que la notion de traumatisme psychique renferme de vague et d'objectivement indémontrable. Il n'est cependant pas excessif de penser que cet élément doit entrer en ligne de compte quand, dans un ébranlement général, tel qu'il résulte en particulier des accidents de chemin de fer, on note de la pâleur prolongée, des palpitations, de l'hébétude, de l'insomnie, des cauchemars, tous symptômes dont on ne saurait en aucune manière affirmer qu'ils ne traduisent pas des modifications objectives des éléments anatomiques du cerveau. On peut admettre qu'à un titre moindre évidemment que les phénomènes typiques de la commotion, ces symptômes indiquent une atteinte du cerveau, et par là ils peuvent justifier la prise en considération de l'ébranlement général sans traumatisme localisé au crâne ou avec un traumatisme cranien relativement peu important. Mais il reste bien entendu que les décisions de ce genre ne valent que pour le cas particulier auquel elles s'appliquent, et qu'elles ne doivent être prises qu'avec la plus grande prudence, après une enquête sévère et un contrôle rigoureux des témoignages.

IV. — ÉTUDE DE LA PÉRIODE INTERCALAIRE

La période que nous appelons intercalaire est celle qui commence avec le traumatisme incriminé et se termine aux premières manifestations suffisamment caractéristiques de la paralysie générale. Il a été dit plus haut comment la détermination de cette dernière date devait être essayée, et comment aussi elle ne pouvait se faire, le plus souvent, que d'une façon approximative. C'est évidemment en raison de l'indétermination habituelle du début clinique, que les différents auteurs n'ont pas donné de limites fixes dans lesquelles la période intercalaire serait, pour ainsi dire, recevable pour la relation de cause à effet. Et on ne saurait sans injustice leur reprocher, comme le fit Brissaud à Lille, le vague de la formule d'origine allemande : le début ne doit être ni trop précoce, ni trop tardif. A cette époque il n'était pas, en règle générale, possible de parler d'une façon plus précise.

Il semble bien qu'aujourd'hui l'étude des faits accumulés permette d'apporter à cette formule un peu plus de précision, relative encore cependant en raison de la diversité des faits eux-mêmes. Comme on l'a vu au chapitre Ier, cliniquement, la date d'apparition d'une paralysie générale post-traumatique oscille entre deux et et trente mois après ce traumatisme, quoique dans quelques cas plus rares le début puisse être retardé après plusieurs années. Les chiffres que l'un de nous donnait en 1911 quand il indiquait comme recevable un laps de temps allant de quelques mois à trois ans, sont sensiblement identiques aux précédents avec une marge un peu plus forte. On peut les retenir d'une façon générale avec un correctif. On pourrait dire qu'avec des périodes intercalaires de 1 à 6 mois le rapport de causalité est probable, que de 6 mois à 30 mois il est très probable, qu'au delà de 30 mois il devient de moins en moins probable, sauf recours tiré des phénomènes morbides intercalaires.

L'existence de phénomènes morbides pendant cette période a une importance considérable. Pour Thoinot et pour Froissart, leur seule présence dispenserait même de considérer la durée de la période intercalaire, ce qui peut paraître excessif. Ces phénomènes, comme on l'a vu au chapitre Ier, ne varient guère dans leur aspect clinique. Ce sont des céphalées intenses, des vertiges, des modifications du caractère, exceptionnellement des crises convulsives épileptiformes. De tous, les céphalées doivent surtout attirer l'attention, parce qu'elles manquent habituellement dans la période d'invasion de la paralysie générale commune non traumatique, et parce que, inversement, elles représentent un symptôme ordinairement constaté à la suite des traumatismes craniens. Les vertiges ont déjà une valeur moindre, mais les troubles du caractère et les modifications des aptitudes professionnelles constituent, par contre, des symptômes suspects, en ce qu'ils se confondent avec les signes ordinaires du début de la paralysie générale commune, ou tout au moins de la neurasthénie pré-paralytique.

Il peut arriver, comme dans notre observation V, qu'un blessé présente aussitôt après le traumatisme de la confusion mentale hallucinatoire aiguë qui s'amende au bout de quelques semaines; les troubles proprement paralytiques n'apparaissent qu'ensuite. Il est bien certain que cet épisode confusionnel peut n'être que la première manifestation d'une paralysie générale latente, brusquement révélée et accélérée par le traumatisme. D'autre part il peut relever du traumatisme seul et constituer un phénomène intercalaire au sens où nous l'entendons. En l'absence de preuves d'existence d'une paralysie générale, antérieure au traumatisme, c'est cette dernière interprétation qui doit être acceptée pratiquement. En cas d'accident du travail, comme on l'a vu au chapitre III, la jurisprudence n'hésite pas à admettre la relation de cause à effet, et en droit commun l'aggravation sera toujours admise.

Il conviendra donc de s'attacher particulièrement à l'étude des céphalées, de s'assurer de leur réalité et de leur intensité. Cette preuve peut être difficile à obtenir, et il faudra non seulement faire fonds sur des enquêtes testimoniales, mais surtout se servir si possible de certificats et d'ordonnances de médecins. Ces derniers documents indiqueront sans doute aucun que le malade était assez incommodé par ses maux de tête pour demander un traitement, ce qui a une grande importance, étant donné ce que nous savons de l'intensité habituelle des céphalées post-traumatiques, et aussi de leur ténacité.

Les céphalées et les vertiges débutent dans les premiers jours qui suivent le traumatisme, ou tout au moins quand les phénomènes de commotion se sont dissipés. On les voit habituellement disparaître quand la paralysie est confirmée.

Les attaques épileptiformes, quand elles existent, constituent un signe de premier ordre, à la condition bien entendu qu'elles soient certainement dues au traumatisme; outre qu'elles sont d'un contrôle facile, elles sont une preuve absolument irréfutable de l'existence de lésions cérébrales.

En somme, en reprenant la formule que nous donnions tout à

l'heure pour la combiner avec ces données, on peut établir les règles suivantes :

a) Les périodes intercalaires, sans phénomènes encéphaliques d'aucune sorte et quelle qu'en soit la durée, rendent peu probable une relation de cause à effet entre le traumatisme et la paralysie.

b) Cette relation, déjà probable ou très probable avec des périodes intercalaires de un mois au moins et de trente mois au plus, peut être considérée comme certaine s'il a existé des céphalées violentes suffisant à expliquer l'arrêt du travail, *a fortiori* quand les troubles morbides ont été représentés par des symptômes de lésion organique non douteuse du cerveau (crises épileptiformes).

c) Dans le cas de période intercalaire supérieure à trente mois, la relation de cause à effet ne peut être admise que si des phé-nomènes nets tels que céphalées persistantes, vertiges fréquents et répétés avec ou sans symptômes auditifs, paroxysmes épilep-tiformes, ont traduit pendant toute cette période l'activité persis-tante des lésions encéphaliques.

V. — RECHERCHE DES ANTÉCÉDENTS SYPHILITIQUES

Cette recherche est le complément indispensable des précé-dentes et cela pour deux raisons. La première réside dans ce fait que si la conviction du médecin est que l'existence de la syphilis ne peut empêcher l'établissement d'une relation de la maladie avec le traumatisme, cela ne saurait le dispenser de communiquer au magistrat tous les éléments d'information de la valeur desquels celui-ci reste, en définitive, le seul juge. La seconde est que, dans les cas douteux où la relation de la maladie avec l'accident n'est pas établie ou paraît même très improbable, le juge peut, comme dans le jugement du tribunal de Lourdes, faire état de la non-démonstration d'un autre élément étiologique que le traumatisme et juger en sens inverse des conclusions de l'expertise. Dans presque tous les cas que nous avons cités, cette recherche n'a été faite qu'avec des moyens purement cliniques, sauf dans l'observation III où on a mis en œuvre la réaction de Wassermann, et dans un cas de Mott.

Il apparait que souvent les éléments tirés des anamnestiques seront insuffisants. Il ne faut guère compter sur un aveu formel de la syphilis venant du malade ou de son entourage. La preuve testimoniale de symptômes suspects ayant existé antérieurement à l'accident, ne saurait conduire qu'à des probabilités plus ou moins grandes, bien rarement à une certitude. La notion de fausses couches répétées avec mise au monde d'enfants morts et macérés chez la femme d'un sujet examiné, aurait une valeur probatoire beaucoup plus grande, de même que la constatation de stigmates d'hérédo-syphilis chez les enfants survivants. Il conviendra donc de pousser de ce côté l'enquête aussi loin que possible, sans oublier toutefois que l'expert a le devoir de ne rien dire qui soit susceptible de porter un tort quelconque à une personne autre que le sujet lui-même.

D'autre part il ne semble pas qu'à l'heure actuelle, l'expert puisse se dispenser d'employer pour la recherche de la syphilis les procédés de laboratoire usités en clinique courante, c'est-à-dire de rechercher les caractères chimiques et cytologiques du liquide céphalo-rachidien, et de faire l'épreuve de la réaction de Wassermann dans ce dernier liquide et dans le sang. Ceci d'autant moins, nous le répétons, que très souvent l'enquête clinique donnera des résultats nuls, rarement en tout cas une certitude complète.

Mais la question préalable se pose du droit que peut avoir l'expert de porter atteinte à l'intégrité physique du sujet à expertiser, ce que nécessite forcément le prélévement de liquide céphalorachidien, ou de sang.

Le caractère minime des blessures nécessaires et leur innocuité habituelle ne doivent évidemment entrer en ligne de compte que pour une part, puisqu'il s'agit d'un principe d'ordre général qui a réglé jusqu'ici la conduite des experts d'une façon absolue.

Thibierge et Weissenbach, qui ont étudié récemment la valeur pratique de la réaction de Wassermann en médecine légale (1), tranchent la question en subordonnant toute opération de ce genre, si minime soit-elle, au consentement exprès du sujet, aussi bien en matière criminelle qu'en matière civile. C'est évidemment la règle pratique à suivre dans l'espèce. Il convient toutefois de remarquer que, dans le cas particulier des expertises faites pour paralysie générale traumatique, l'expert devant, dans tous les cas, se trouver en face de sujets en proie à une démence plus ou moins profonde, c'est des parents les plus proches que devra émaner l'autorisation (2). Cette autorisation devra être écrite, et, pour plus de précautions, elle devra mentionner que les intéressés ont été mis au courant tout à la fois de l'utilité de l'intervention et de ses conséquences possibles.

(1) THIBIERGE et WEISSENBACH. La réaction de Wassermann en médecine légale (*Annales d'hygiène publique et de médecine légale.* février 1912, p. 81).

(2) D'une façon générale, la personne qualifiée est celle qui a engagé l'action judiciaire et sa seule autorisation peut suffire.

Thibierge et Weissenbach pensent qu'en matière d'accidents du travail, il sera toujours difficile et pratiquement presque impossible d'obtenir cette autorisation. L'un de nous l'avait cependant obtenue sans difficultés pour le malade de l'observation III. Il est certainement licite de faire connaître aux ayants droit, d'une part que leur refus pourra paraître suspect et d'autre part que la constatation de la syphilis n'entraîne pas *ipso facto* la non responsabilité du traumatisme, pour les raisons qui ont été développées tout au long de ce livre.

Ce point acquis, nous pensons qu'il faudra pratiquer la ponction lombaire et la prise de sang, celle-ci au lobule de l'oreille.

La ponction lombaire permettra d'examiner le liquide céphalo-rachidien au triple point de vue chimique, cytologique et biologique. La constatation d'une hyperalbuminose et d'une lymphocytose simultanées et suffisamment intenses pourra, dans les cas douteux auxquels nous faisons allusion dans le premier paragraphe de ce chapitre, permettre de trancher le diagnostic en faveur d'une paralysie générale légitime et progressive. En effet, nous manquons de documents sur l'état du liquide céphalo-rachidien dans les syndromes démentiels post-traumatiques, au sens de Koppen. Il est permis, cependant, par ce que nons savons des autres syndromes pseudo-paralytiques, de penser que l'albuminose et la lymphocytose, à supposer qu'elles existent, n'atteignent pas dans ce cas au même degré que dans la paralysie générale typique. Mais l'un ou l'autre de ces symptomes ou les deux réunis, s'ils démontrent l'existence d'un processus de méningite diffuse, ne font pas la preuve certaine de l'existence de la syphilis chez le sujet examiné.

Pour cette preuve, qui seule nous importe, la réaction de Wassermann, si elle est positive dans le liquide céphalo-rachidien et dans le sang ou dans le sang seul, si la ponction lombaire n'a pu être pratiquée, constitue un criterium pratique suffisant, En effet, si la valeur théorique du procédé est loin d'être aussi absolue qu'on l'a cru d'abord, sa portée pratique reste très grande, dans les conditions d'une expertise. Des autres états pathologiques où elle peut se manifester, les uns comme la lèpre, le pian, la trypanosomiase, la malaria, sont rarement rencontrés dans notre pays, et il suffit d'y songer; les autres. comme la rougeole ou certains états aigus, ne peuvent non plus induire en erreur un expert prévenu. En somme, pratiquement, une réaction de Wassermann positive signifie syphilis. Par contre malheureusement, la même réaction négative ne peut faire écarter complètement l'idée de syphilis. Un traitement énergique par le mercure ou par

les arsenicaux, dont l'hectine de Mouneyrat et le salvarsan d'Er-
lich sont les types classiques, peut la faire disparaître, au moins
pour un temps. Au cas de réaction négative, il conviendra donc
de rester dans le doute.

Il faut mentionner nne autre cause d'erreur qui mérite d'être
retenue surtout en médecine légale. C'est que sur les humeurs
des cadavres la réaction de Wassermann est habituellement positive, du seul fait de la mort et perd par conséquent toute signification quant à l'existence de la syphilis. Il sera par suite bien
inutile de faire cette recherche au cas où l'autopsie serait pratiquée en cours d'expertise.

Dans la règle, ainsi que le font remarquer Thibierge et Weissenbach, ce n'est pas l'expert lui-même qui doit rechercher les
réactions de laboratoire de ce genre, sauf bien entendu le cas de
compétence spéciale et d'outillage *ad hoc* qui se rencontrera rarement. Il les fera pratiquer par un médecin de son choix, qualifié
pour ces recherches et sous sa responsabilité. Mais nous pensons
qu'il a le devoir de procéder lui-même au prélèvement des
liquides à examiner, ou tout au moins d'y assister pour en assurer la parfaite authentification (1).

On a vu plus haut que, dans les cas où les relations du traumatisme et de la paralysie générale apparaissaient très incertaines
ou infiniment peu probables, il était de la plus grande importance,
pour éclairer la conscience des juges, d'établir si possible l'existence d'une autre cause morbide probable, sinon certaine. Or la
preuve d'une syphilis antécédente, tirée du caractère positif de la
réaction de Wassermann, n'est à ce point de vue qu'un élément de
grande probabilité, mais non de certitude. On sait en effet que,
dans la règle, la paralysie générale commune apparait entre la
douzième et la quinzième année de l'infection syphilitique, et il
serait désirable, pour transformer la probabilité en quasi-certi-
tude, de connaître l'âge de la syphilis constatée.

Malheureusement, la réaction de Wassermann est impuissante
à fournir cette notion. Mais la clinique pure peut, dans certains
cas, apporter un appoint sérieux à une recherche de ce genre :
c'est quand il existe des enfants manifestement hérédo-syphilitiques
ou une série de fausses couches à des dates connues chez la femme
du blessé. Ces enfants peuvent servir à fixer la date de l'infection
antérieurement au mariage qui constitue un point de repère indu-
bitable. Ces cas seront du reste exceptionnels, et le plus souvent

(1) Cette règle s'applique également au prélèvement des urines pour
l'analyse.

on devra se contenter de mentionner l'existence ou la non-existence de la syphilis à titre de probabilité plus ou moins grande, sans plus.

VI. — ÉTABLISSÉMENT DES CONCLUSIONS DU RAPPORT

Si on se rapporte d'une part à tout ce qui vient d'être dit du point de vue théorique, et d'autre part aux faits connus dont nous rapportons quelques exemples caractéristiques dans les observations ci-après, on se rend compte qu'il est possible de ramener à quelques cas types toutes les éventualités qui peuvent se présenter en pratique dans les expertises pour paralysie générale prétendue traumatiqne.

A. — Un premier cas, représenté dans nos observations I et IV, est celui où le diagnostic de paralysie générale progressive ne pouvant faire aucun doute, les trois conditions essentielles se trouvent réunies, à savoir : un traumatisme violent du crâne ou un ébranlement général intense; un début de la maladie certainement postérieur au traumatisme dans les délais admis de un mois au moins à trois ans au plus; enfin l'existence dans la période intercalaire de symptômes cérébraux d'origine non douteuse. En pareil cas la relation de cause à effet doit être admise sans hésitation.

La paralysie générale confirmée constitue bien évidemment une cause d'incapacité de travail permanente et totale ; et c'est ainsi que les experts ont conclu habituellement. Cependant, toute logique qu'elle paraisse, cette manière de faire n'est pas exempte d'inconvénients, comme on va le voir.

Il faut à tout le moins, si le blessé est encore vivant, ajouter que la marche de la maladie aboutira fatalement à la mort dans un délai assez court. Au cas d'accident régi par la loi de 1898, cette précaution peut avoir son importance pour la famille du sinistré.

Dans ce dernier cas les juges demandent aussi à l'expert de fixer la date de la consolidation de la blessure, cette date devant servir à constituer le point de départ de la rente viagère. On sait que dans la médecine légale et la jurisprudence des accidents du travail une blessure est dite consolidée quand les conséquences en sont désormais fixées et ne sont plus suceptibles d'amélioration spontanée ou thérapeutiquement provoquée. Ce moment pour la paralysie générale date évidemment de l'apparition des symptômes qui confirment le diagnostic et on pourrait dire que la

blessure est consolidée du moment où est posé le diagnostic de
la maladie incurable qui en est la conséquence. Cette règle
semble avoir été admise jusqu'ici. Du moins, quand il y avait
quelque difficulté à fixer avec certitude l'époque d'apparition de
ces symptômes probatoires, les experts tournaient la difficulté
en faisant dater la consolidation du jour de l'internement. C'est
ce que fit le Dr Paul dans le rapport dont nous citons les conclusions.
Mais il se trouve que cette solution théoriquement parfaite sou-
lève en pratique des difficultés que MM. Vallon et Paul ont
eux-mêmes signalées pour en déplorer les conséquences (1). Le
blessé qui fit le sujet du rapport du Dr Paul reçut, en effet, une
rente viagère de 1600 francs, mais l'administration de l'asile
préleva là-dessus une somme de 1200 francs comme prix de sa
pension. Il restait donc à la femme du malade 400 francs pour subve-
nir à ses besoins et à ceux de ses enfants, c'est-à-dire une somme
inférieure à celle que représente la pension de la veuve et des
enfants après un accident avant entraîné la mort, à salaire égal
bien entendu. Dans ce cas, la veuve et les enfants auraient reçu
une rente égale au moins à 20 p. 100 du salaire (veuve sans
enfants) et au plus à 40 p. 100 (veuve avec plusieurs enfants). c'est-
à-dire, en l'espèce, une rente comprise entre 480 et 960 francs.

Ce fait regrettable tient à ce que, une fois la blessure consolidée, le blessé n'a plus droit au paiement des soins médicaux que
le patron effectuait pendant la période d'incapacité temporaire. Cette restriction que Forgues et Jeanbrau engagent l'expert
à ne jamais perdre de vue, montre quelle doit être à notre avis
la conduite du médecin légiste quand le paralytique est encore
vivant au moment de l'expertise. Il lui faut en toute équité et
conformément à toutes les données médicales et aussi à l'esprit
de la loi sur les accidents, considérer qu'un paralytique général,
qu'il doive être interné ou non, a besoin de soins médicaux tant
que durera sa maladie, et de ce chef, il sera amené à modifier la
teneur classique de ses conclusions, parce que les mêmes règles ne
sauraient s'appliquer à une infirmité permanente au sens médical
de ce terme et à une maladie incurable, mais en activité. Il pourrait les libeller ainsi :

a) Le nommé X est atteint de paralysie générale progressive.

b) Cette maladie est la conséquence directe de l'accident du . .
. . .

c) La terminaison mortelle de cette maladie, qui met le blessé
en état d'incapacité totale, est infiniment probable dans un délai

____

(1) VALLON et PAUL. *L'Encéphale*, 1908, II, p. 666.

approximatif de . . . . Jusque-là, le malade aura un besoin urgent de soins médicaux.

d) La blessure ne pourra être considérée comme consolidée qu'une fois la maladie terminée.

B. — Dans un second cas qui est celui des observations II et III, la paralysie générale a débuté tôt après un traumatisme, et les conditions tirées de la considération de la période intercalaire ne sont pas remplies ou le sont incomplètement. Plusieurs éventualités peuvent être envisagées.

1° Le blessé ayant travaillé régulièrement jusqu'à l'accident, les symptômes paralytiques ont suivi celui-ci de quelques semaines seulement (obs. II), mais l'enquête ne montre rien de suspect chez lui avant cet accident. La relation de cause à effet est peu probable et les conclusions devront être au moins dubitatives. Si la syphilis existe chez le blessé et si, par surcroît, elle a atteint l'âge où les accidents paralytiques se développent habituellement, ce fait devra être expressément mentionné comme un élément de renforcement du doute. Enfin les conditions d'apparition ne permettent pas de retenir une influence aggravante du traumatisme.

2° Le blessé étant dans des conditions identiques à celles du paragraphe précédent, l'enquête démontre chez lui l'existence de signes avant-coureurs de paralysie générale dans la période qui précède l'accident, ou bien celui-ci apparaît nettement avec les caractères d'un ictus, Les conclusions précédentes ont alors plus de force, que la preuve de la syphilis soit ou non fournie, et la relation de cause à effet est absolument inadmissible.

3° Le blessé ayant ou non présenté des symptômes avant-coureurs perceptibles à l'enquête, entre de plain-pied dans la période d'état de la paralysie générale très peu de temps après l'accident. Pour les mêmes raisons que ci-dessus, la relation de cause à effet ne peut être admise, mais l'apparition si brusque de la maladie à une période déjà avancée de son évolution autorise à admettre une influence aggravante du traumatisme.

Nous pensons qu'il ne peut suffire, alors, de mentionner cette influence, sans plus. Comme nous l'avons exposé au chapitre III, il convient que l'expert s'efforce d'évaluer approximativement le temps pendant lequel le blessé aurait pu continuer à travailler sans l'aggravation subite de sa maladie. Il serait bon aussi d'indiquer dans quelle proportion on peut admettre que l'accident est susceptible de précipiter l'issue fatale. Ceci ne s'applique qu'au cas où le blessé travaillait encore au moment de son accident. Si le traumatisme survient chez un paralytique déjà très avancé, toute détermination de ce genre devient bien inutile, parce que la maladie parvenue à un certain point de son évolution n'est plus pour ainsi dire susceptible d'aggravation.

4⁰ Le blessé présente aussitôt après l'accident, ou plutôt dès que les symptômes proprement traumatiques sont dissipés, un état confusionnel simulant plus ou moins bien la paralysie générale, et qui paraît avoir une tendance régressive (observation V). Nous avons vu que dans ce cas il convenait d'attendre aussi longtemps que l'allure de la maladie ne se dessinera pas nettement et faire des examens répétés. Si, comme dans l'observation V, le malade finit par verser dans la démence profonde vraiment paralytique, la confusion mentale du début prend seulement la valeur d'un phénomène intercalaire d'une intensité telle qu'il suffit à lui seul à faire affirmer la relation de cause à effet, quelle que soit la durée de la période intercalaire. On voit, dans cette observation, que Brissaud lui-même, nonobstant ses déclarations du Congrès de Lille, n'hésite pas à affirmer cette relation.

Le syndrome paralytique régressif post-traumatique, qu'on le nomme avec les Allemands démence traumatique de Koppen ou, avec certains auteurs français, confusion mentale post-traumatique, a pour caractère, entre autres, d'apparaître très rapidement après l'accident, et d'atteindre d'emblée son maximum d'intensité. Il peut donc faire naitre une cause d'erreur, en apparence tout au moins. En réalité, elle est de peu d'importance, car de deux choses l'une : ou bien il tend assez vite vers la guérison ou l'amélioration, ou il prend au bout d'un certain temps une allure chronique. Dans le premier cas, les examens répétés feront éviter facilement toute erreur. Dans le second, un moment viendra, comme dans l'observation V, où il faudra se prononcer pour ne pas prolonger outre mesure la période d'incapacité temporaire. Il convient, en tout état de cause, de ne le faire que si l'affection paraît prendre bien franchement une allure chronique après une amélioration plus ou moins nette, ou si *a fortiori* elle marche indubitablement vers l'aggravation.

Quand l'état confusionnel tend vers la chronicité, il y a lieu d'évaluer l'invalidité, qui, selon le degré des phénomènes confusionnels restants, peut ne pas être absolument totale. Mais à cause de l'incertitude où se trouve l'expert pour indiquer une date même approximative d'amélioration possible, cette invalidité devra être considérée comme permanente, et la consolidation datera du moment où l'évolution régressive a paru s'arrêter. Dans les accidents du travail, la possibilité de la revision mettra à couvert des erreurs de pronostic en bien ou en mal.

Quand, au contraire, un état douteux de ce genre aboutit à une démence profonde, peu importe pratiquement la nature des lésions causales, méningite diffuse, pachyméningite, etc. Seule la démence est à considérer et on retombe dans le cas de la paralysie générale confirmée. On conclura, en conséquence, comme il a été dit plus haut.

Nous retrouvons donc, en épilogue, cette notion essentielle que, dans la pratique médico-légale, il n'y a pas lieu de considérer des pseudo-paralysies générales, à coté d'une paralysie générale traumatique vraie. Il n'y a que des syndromes paralytiques post-traumatiques d'évolution variable, mais qui n'en restent pas moins inséparables dans leur étude et auxquels s'appliquent des règles de conduite identiques.

V. — FAITS CLINIQUES ET RAPPORTS

I. — Extrait d'un rapport des Drs André, Dubuisson et Régis, commis par la Cour de Toulouse dans l'affaire D. contre la compagnie d'Orléans (texte de l'arrêt à la page 33).

Résumé des faits. — M. D., commis ambulant des postes, avait été blessé le 30 mai 1895 dans un accident de chemin de fer à la gare de Montvalent. Le wagon-poste où il se trouvait ayant déraillé, il avait été projeté sur le plancher et avait reçu sur la tête un gros volume du Bottin que le choc avait lancé du haut d'une étagère. Il en était résulté des contusions multiples sans gravité et un ébranlement général assez violent attesté par les autres employés qui se trouvaient dans le wagon. D. rentra chez lui très ému et se plaignant de douleurs un peu partout, mais il se remit assez vite puisqu'il reprenait son service trois jours plus tard.

Deux mois après, il commença à se plaindre de céphalées violentes. A un certain temps de là, son entourage en arriva à le trouver changé ; son caractère devint irritable, ses céphalées augmentèrent ; néanmoins il put continuer son service jusqu'en 1901. A cette époque il fut placé dans une maison de santé, mais après un séjour de trois mois il fut envoyé à l'asile d'aliénés de la Haute-Garonne, ou il mourait le 2 septembre 1901, avec le diagnostic de paralysie générale.

Les trois experts firent une enquête très complète auprès des personnes de l'entourage de D., auprès de ses chefs et de ses collègues. Après un exposé de l'état des connaissances sur la question des rapports de la paralysie générale et du traumatisme au moment de l'expertise (1906), ils discutent ainsi le cas particulier soumis à leur examen par la Cour devant laquelle venait après une longue procédure l'action intentée à la compagnie d'Orléans par la veuve de D.

Extrait du rapport.—Nous envisagerons successivement d'après les témoignages recueillis :

a) les antécédents de famille et personnels de M. D.

b) le traumatisme, sa nature, ses suites immédiates.

c) les rapports de succession et d'intervalle existant entre le traumatisme et la paralysie générale,

*a) **Antécédents de famille et antécédents personnels.*** — Aucune tare cérébrale n'a été signalée dans la famille de M. D.

En ce qui le concerne personnellement, M. D. n'avait eu non plus, paraît-il, aucune maladie grave avant son accident. C'était, au dire de ceux qui l'ont connu, un homme intelligent, équilibré, d'excellent caractère, non alcoolique, et, autant qu'on peut le savoir, non syphilitique.

L'antécédent syphilis ayant dans l'espèce une importance considérable, nous ne nous sommes pas bornés sur ce point aux renseignements qui nous ont été fournis ; nous avons tenu à rechercher si la descendance de M. D présentait quelques-uns des caractères habituels de la descendance des syphilitiques. Cette recherche nous a permis de constater que Mme D. n'a eu ni fausse couche ni enfant mort-né et que ses enfants, que nous nous sommes fait présenter, n'offrent eux-mêmes aucun des stigmates de l'hérédo-syphilis.

b) ***Traumatisme, sa nature, ses suites immédiates.*** — Le traumatisme subi par M. D. dans l'accident de chemin de fer du 30 mai 1905 a déterminé à la fois, ainsi qu'il arrive le plus souvent en pareil cas, des contusions locales et un ébranlement général.

La contusion locale la plus importante a résulté de la chute d'un gros volume dit « Bottin » sur la tête de M. D. Ce volume, dont le poids est de 5 kilos, est tombé d'une hauteur de 40 à 50 centimètres, un peu en arrière et du côté gauche, sur le crâne du blessé.

Envisagée en elle-même, cette contusion n'a pas été des plus violentes et elle ne s'est accompagnée ni de blessure de l'os ou du cuir chevelu, ni de perte de connaissance ; elle a dû produire surtout un certain degré de commotion cérébrale.

D'autres contusions ont eu lieu sous l'influence du choc et des heurts successifs du wagon, trainé hors des rails, sur un parcours d'environ trois cents mètres. C'est ce qui explique que D. ait pu, ainsi qu'il est spécifié dans l'acte de transaction intervenu entre lui et la Compagnie, être projeté sur le plancher du wagon-poste et être plus ou moins violemment atteint dans diverses parties du corps, en particulier au niveau de la région lombaire, comme en fait mention le rapport du Dr Peyronnet, médecin de la Compagnie, dressé le jour même de l'accident.

En résumé, rien de bien grave en apparence, ni qui fût de nature à inspirer de sérieuses inquiétudes pour l'avenir, ce qui explique la reprise rapide du travail par D. et la transaction consentie par lui avec la Compagnie pour une somme relativement minime.

c) ***Rapports de succession et d'intervalle entre le traumatisme et la paralysie générale.*** — On a pu voir, par les extraits d'auteurs cités plus haut, que la cause d'erreur la plus fréquente dans l'appréciation des cas de paralysie générale avec antécédent traumatique, résidait dans la possibilité de l'existence de la maladie cérébrale antérieurement au traumatisme.

Aussi est-on unanimement d'avis, en psychiatrie médico-légale, de considérer les faits dans lesquels la paralysie générale se manifeste nettement aussitôt après un traumatisme, quel qu'il soit, comme ne provenant aucunement de ce traumatisme. A plus forte raison, si le traumatisme a été précédé de troubles psychiques.

Rien de tel ne s'est produit en ce qui concerne M. D. Non seulement en effet tous les renseignements recueillis le montrent comme étant en parfaite santé de corps et d'esprit avant l'accident et au moment de l'accident, mais encore les symptômes de la paralysie générale n'ont fait leur apparition chez lui qu'un temps assez long après cet accident.

Ceci nous amène à examiner à quel moment cette paralysie générale s'est déclarée et s'il ne s'est pas écoulé un intervalle trop long entre elle et le traumatisme, pour qu'on soit en droit de le rattacher à cette cause.

Il convient de faire remarquer, à cet égard, que s'il n'y a pas ici de limites nettement tranchées, en ce sens que la paralysie générale peut être une suite quelquefois très éloignée du traumatisme, les probabilités d'une relation de cause à effet entre l'un et l'autre existent surtout cependant dans les cas où la paralysie générale se manifeste au cours des deux premières années après l'accident et où l'accident et la paralysie générale se trouvent comme reliés pour ainsi dire, par quelque manifestation morbide intermédiaire, telle que céphalée, modification du caractère, etc.

Or. il en a été tout à fait ainsi chez M. D. Le début de sa paralysie générale peut, selon toute vraisemblance, être fixé vers la fin de l'année 1896 ou au cours de l'année 1897. En effet, les renseignements recueillis par nous montrent qu'à cette date, il présentait déjà des signes de démence commençante; et sa mort, survenue en septembre 1901, à la dernière période de la maladie, confirme cette fixation chronologique, la paralysie générale ayant, comme on sait, une durée moyenne de trois ou quatre ans.

Quant au fait que jusqu'à l'époque qui a précédé son internement en 1901, D. a pu conserver ses fonctions dans l'administration des Postes, il n'y a rien là qui doive surprendre. Il est hors de doute que beaucoup de paralytiques généraux, lorsque la démence et le délire ne sont pas chez eux très marqués, peuvent encore, pendant un temps plus ou moins long, continuer tant bien que mal et par une sorte d'habitude acquise, d'automatisme, les occupations de leur emploi. Tant bien que mal, disons-nous, car évidemment ce n'est plus la perfection, et on s'explique très bien les indications fournies par les collègues de D. lorsqu'ils disent que celui-ci n'aurait plus été capable de faire un service nouveau et que même dans celui dont il avait la grande habitude, il commettait des bévues qu'on s'efforçait obligeamment de pallier et de dissimuler autour de lui.

La paralysie générale, chez D., s'est donc manifestée, croyons-nous, dans les deux années qui ont suivi son accident, c'est-à-dire dans le délai même qui la rend la plus imputable à cet accident.

Remarquons, en outre, qu'entre le traumatisme et le début présumé de la paralysie générale se sont interposés, d'après certains témoins, quelques-unes des manifestations morbides signalées plus haut, en particulier une céphalée dont D. se plaignait souvent dès 1895 et 1896 et des modifications de caractère et d'humeur qui lui firent prendre en grippe plusieurs personnes de sa famille.

Nous n'avons rien à dire de l'évolution ultérieure de la maladie, qui suivit chez D. son cours régulier, se compliqua au bout d'un certain temps de délire des grandeurs absurde et incohérent, et se termina dans des établissements spéciaux d'aliénés, où les Drs Parant et Dubuisson vérifièrent nettement son existence, ses caractères et sa terminaison.

Résumé et conclusions. — *I. Résumé.* — Si nous résumons dans leur ensemble les faits qui précédent, nous voyons que M. D., employé ambulant des postes, homme intelligent, sans tare héréditaire, exempt de maladie antérieure, en particulier d'antécédents psychiques, nerveux, alcooliques et, autant qu'on puisse le savoir, syphilitiques, est victime, à l'âge de 33 ans, d'un accident de chemin de fer.

Cet accident, qui détermina chez lui une contusion cranienne relativement peu intense par chute d'un Bottin sur la tête, ainsi que plusieurs autres contusions sans gravité et un ébranlement général assez violent, n'est d'abord suivi d'aucune altération sérieuse de la santé.

Mais il apparaît bientôt que M. D. n'est plus le même. Son caractère se modifie, il se plaint de certains membres de sa famille, il fait des scènes.

Vers la fin de l'année 1896, ou tout au moins en 1897, c'est-à-dire dix-huit mois ou deux ans après l'accident, surviennent les premiers signes manifestes d'une paralysie générale, d'abord purement démentielle, puis délirante qui, s'accentuant progressivement, nécessite, le 31 mai 1901, l'internement du malade et se termine par la mort le 2 septembre 1901. Il est facile de voir qu'on retrouve de façon très nette dans ce cas les principales données sur lesquelles, d'après les auteurs, l'expert peut se fonder pour admettre une relation de cause à effet entre le traumatisme et la paralysie générale : en particulier l'absence de toute tare héréditaire et de tout autre antécédent morbide, et l'intervalle ni trop court ni trop long séparant l'accident de la maladie consécutive.

Seule, la contusion cranienne paraît ici hors de proportion avec la conséquence si grave qui en serait résultée. Mais, outre que cette contusion s'est accompagnée, en l'espèce, d'un ébranlement général intense, on ne doit pas oublier qu'il est loin d'y avoir toujours parallélisme entre l'importance de la blessure locale et celle de ses suites pathologiques ; une affection mortelle du système nerveux peut succéder à un traumatisme primitivement bénin en apparence, la perturbation organique résultant du choc s'étant trouvée augmentée par une tendance émotive spéciale ou une diathèse latente restée ignorée.

Même en faisant la part de cette dernière hypothèse, c'est-à-dire en supposant malgré l'absence de tout indice qu'il a pu exister chez D. quelque prédisposition méconnue, syphilitique ou autre, le traumatisme n'en aurait pas moins exercé uns action importante sur la production de la paralysie générale survenue chez lui ultérieurement

2. Conclusions. — 1° M. D. est décédé le 2 septembre 1901 à l'asile d'aliénés de la Haute-Garonne d'une paralysie générale progressive, arrivée à sa dernière période.

2° On ne trouve, ni dans la famille de D., ni dans ses propres antécédents, aucune tare, aucune influence morbide susceptible d'expliquer sa paralysie générale. La syphilis, en particulier, n'a pu être décelée. L'accident de chemin de fer dont D. a été victime le 30 mai 1895 est donc le seul facteur étiologique qui puisse, en l'espèce, être invoqué et retenu.

3°. La présomption de relation de cause à effet entre ce traumatisme et la paralysie générale ne résulte pas uniquement de l'absence de toute autre cause reconnue. Elle s'accroît aussi du fait que la paralysie générale est apparue dans le délai de dix-huit mois à deux ans après l'accident, c'est-à-dire dans le délai le plus favorable à l'hypothèse d'une paralysie générale d'origine traumatique avec, dans l'intervalle, existence de certaines manifestations morbides intermédiaires ou de transition.

4° Cette présomption ne saurait être infirmée par l'apparence de non-gravité du traumatisme qui a frappé D., pour la raison que ce traumatisme s'est accompagné d'un ébranlement général assez violent et que d'ailleurs les conséquences définitives d'un traumatisme sont loin d'être toujours en rapport avec son intensité première, vraie ou supposée.

5° Il y a donc lieu d'admettre une relation de cause à effet entre l'accident subi par D. le 30 mai 1895 et la paralysie générale dont il est mort le 2 septembre 1901.

II. — Extrait d'un rapport des Drs W. Dubreuilh, A. Pitres et E. Régis, commis par le tribunal de Lourdes aux fins d'examen du cas du sieur C., victime d'un accident du travail survenu le 27 novembre 1908 et mort de paralysie générale le 26 décembre 1909 (texte du jugement à la page 35).

Exposé des faits. — Le nommé C., Jean, journalier, étant employé chez un marchant de bois, le 27 novembre 1908, glissa d'une pile de bois et tomba d'une hauteur de 2 mètres. Il fut relevé évanoui, avec des contusions à la tête et à l'épaule droite. Le 4 janvier 1909 le blessé déclaré guéri reprit son travail chez le même patron, qu'il quittait quinze jours plus tard pour aller travailler chez un autre.

Le 17 août 1909 un certificat du Dr Bouriot constatait chez lui des symptômes nouveaux tels que : trouble de la parole, affaiblissement de la mémoire et de l'intelligence, tremblement des mains et de la langue et, quelques jours plus tard, C. était interné à l'asile d'aliénés de Pau. Là, il fut l'objet d'une enquête du juge de paix qui demanda un rapport au Dr Cuq, et celui-ci concluait ainsi à la date du 27 septembre: « Nous pensons que la paralysie générale dont C. traverse actuellement les périodes ultimes, a été occasionnée par l'accident du travail du 27 novembre 1908. »

Le 26 décembre 1909, C. mourait à l'asile d'aliénés, et l'autopsie était pratiquée par le Dr Cuq, sur la demande de la veuve. Elle montrait des lésions non douteuses de paralysie générale typique.

Discussion. — La première question à laquelle nous avons à répondre est la suivante : C. a-t-il été atteint d'une paralysie générale progressive ayant entraîné sa mort?

Sur ce point, aucune contestation ne nous parait possible. Il résulte, en effet, des diverses pièces du dossier, en particulier du certificat du Dr Bouriot, en date du 17 août 1909, du rapport du Dr Cuq, du 27 septembre 1909, enfin des certificats de 24 heures et de quinzaine des médecins de l'asile d'aliénés de Pau, ainsi que de diverses notes de leur observation clinique, que C. présentait, au moment et durant le cours de son internement, tous les symptômes caractéristiques de la paralysie générale : affaiblissement marqué des facultés intellectuelles, abolition de la mémoire, inconscience, embarras de la parole, tremblement généralisé de tout le corps, exagération des réflexes tendineux, inégalité des pupilles, etc.

Ce tableau clinique est suffisant, même en l'absence d'albumo et de cyto-diagnostic, pour établir que C. a bien été atteint de paralysie générale progressive, et qu'il est mort des suites de cette maladie arrivée à sa dernière période de gâtisme.

Les lésions macroscopiques de méningo-encéphalite constatées à l'autopsie n'ont fait, par suite, que confirmer un diagnostic non douteux.

Il nous faut maintenant répondre aux autres questions à nous posées demandant : « si la paralysie générale dont a été atteint C. a eu pour cause unique l'accident du 27 novembre 1908; si sa maladie et son décès ne doivent point nécessairement provenir d'une autre cause, et, dans ce cas, de dire si le traumatisme n'a pas été un motif d'aggravation de l'affection dont il était atteint, et s'il n'a pas été la cause déterminante de sa manifestation et de son développement rapide ». Pour résoudre ces questions, il nous paraît utile d'indiquer d'abord en quelques mots l'état actuel de la science et celui de jurisprudence en ce qui concerne l'important problème des rapports de la paralysie générale et du traumatisme.

(Suit un exposé sommaire de la question, telle qu'elle a été traitée aux chapitres II et III).

Appliquons ces données au cas de C.

Et d'abord C. était-il ou n'était-il pas syphilitique?

Il est impossible de se prononcer à cet égard en l'absence de renseignements probants ou de constatations tout à fait positives.

L'expert, qui d'ailleurs n'a étudié que les lésions macroscopiques du cerveau, s'est basé sur l'absence des lésions habituelles de la syphilis (gommes ou autres altérations) chez C. pour exclure tout antécédent syphilitique. Mais il en est habituellement ainsi dans tous les cas de paralysie générale, même chez les syphilitiques les plus avérés, contrairement à l'opinion émise par le Dr Cuq dans son rapport d'autopsie.

D'ailleurs, la syphilis eût pu être recherchée de plus près. On eût pu pendant la vie examiner la bouche et le corps; après la mort, on eût pu examiner des viscères tels que le foie, susceptibles de présenter des lésions syphilitiques. Et lors même que cette recherche fût restée infructueuse, on n'eût pu conclure à l'inexistence de la syphilis

D'un autre côté, il ne nous parait pas possible d'affirmer d'une façon absolue que C., du fait qu'il a été atteint de paralysie générale, était par cela même un syphilitique. Cela est probable, très probable même, mais on ne saurait aller au delà.

La réaction de Wassermann, qui sans doute n'a pas été pratiquée parce qu'elle réclame des matériaux d'expérimentation qui ne doivent pas exister à Pau, eût pu donner, si elle avait été nettement positive, une grande probabilité de plus, mais non encore, semble-t-il, une certitude absolue.

La question de syphilis antécédente demeure ainsi douteuse, et il nous reste à nous demander (qu'il y ait eu syphilis ou non), quelle a pu être l'influence du traumatisme sur la paralysie générale de C.

Ce que nous savons de ce traumatisme, des circonstances dans lesquelles il s'est produit, de son degré de gravité, de ses suites, nous permet de penser qu'il a été relativement léger et tout à fait insuffisant, non seulement pour constituer la cause unique de la paralysie générale, mais encore pour influer très sérieusement sur sa production. Deux témoins ont assisté à l'accident. L'un, N., n'a pas vu C. tomber et ne s'est aperçu de la chute que lorsqu'il était déjà à terre, évanoui. L'autre, L., déclare que C. monta sur une pile de bois pour faire descendre des bûches et qu'il le vit tomber ; il s'approcha de lui pour lui porter secours, il était évanoui.

En l'absence de détails plus précis, on peut donc penser que les bûches sur lesquelles était monté C., à une hauteur de 2 mètres, ayant glissé sous lui, il tomba à terre. Une chute accomplie dans ces conditions, ne saurait être comparée à une chute de cheval, par exemple, avec projection violente du corps sur la tête, ou à l'assénement brutal d'un corps pesant et contondant sur le crâne,

Le sujet, ici, n'a pas été lancé à terre avec force ; il a plutôt glissé, dégringolé de sa pile de bois.

Ce qui rend cette hypothèse très probable, c'est qu'il a eu à la fois des contusions à la tête et à l'épaule droite, et d'autre part que ces contusions ont été légères, puisqu'on n'a signalé ni fracture, ni plaie, ni écoulement abondant de sang, et que la cicatrice du cuir chevelu était ultérieurement à peine appréciable.

Le seul fait susceptible de témoigner en faveur d'un traumatisme plus ou moins sérieux, c'est l'évanouissement dont il s'est accompagné et qui n'est pas contestable.

Mais cet évanouissement peut être interprété autrement. Il est possible en effet d'y voir non pas la conséquence, mais la cause de la chute.

Dès le début de la paralysie générale, des ictus cérébraux, accompagnés de chute et de perte de connaissance, sont tellement fréquents qu'il faut toujours y penser dans les cas semblables. Cela impliquerait évidemment que la paralysie générale existait déja chez C., bien que d'une façon peu ou pas apparente encore, lorsque l'accident s'est produit.

Sans affirmer le fait, faute de preuves, et puisque l'enquête n'a pas porté sur ce point, d'ailleurs difficile à élucider, nous le croyons néanmoins possible, sinon probable.

Nous nous basons pour cela, non seulement sur le peu de gravité de la chute, mais encore sur la constatation de symptômes avérés de paralysie générale presque aussitôt après l'accident.

La femme de C., mieux à même que quiconque d'observer ces symptômes, déclare au commissaire de police de Lourdes chargé de l'enquête en vue de l'internement, le 17 août 1909 (pièce du dossier de l'asile d'aliénés de Saint-Luc), que son mari fit six mois auparavant une chute grave : « Depuis, ajoute-t-elle, ses facultés intellectuelles diminuèrent sensiblement. »

La feuille d'observation médicale de C., à l'asile d'aliénés, porte également la mention suivante : « La maladie remonterait à six mois ; les premiers symptômes ont fait leur apparition à la suite de l'éboulement d'une pile de bois de chauffage dont une bûche aurait frappé C. à la tête. Depuis cette époque C. aurait présenté des troubles divers : maux de tête, troubles de la parole, agitation et tendances impulsives. »

Enfin, nous lisons dans une des pièces du dossier qu'à l'audience du 14 juin 1910 du tribunal de Lourdes, M° R., pour Mme veuve C., s'offre à prouver :

1° Que dès après l'accident, c'est-à-dire deux ou trois jours après, on remarqua chez C. des phénomènes anormaux tels que troubles de la mémoire, incohérence dans les paroles, hésitation pour s'exprimer, etc.

Ceci est encore plus explicite et est de nature à indiquer que les symptômes de paralysie générale auraient apparu chez C. immédiatement après son accident.

Or la paralysie générale n'est pas une maladie qui puisse survenir ainsi brusquement et subitement. Lorsqu'elle apparaît trop tôt après l'accident, c'est-à-dire dans les premiers jours ou les premières semaines qui le suivent, on doit admettre, nous l'avons vu, qu'elle existait déjà et que le traumatisme n'a fait que la mettre en évidence. Ce serait donc le cas pour C.

Au reste, on ne peut manquer d'être frappé d'une chose. C'est que lorsque C. a été placé à l'asile d'aliénés de Saint-Luc, le 21 août 1909, neuf mois après l'accident, il était déjà à une période très avancée de sa maladie, à la dernière période ou période de gâtisme, dans laquelle il succombait du reste quatre mois après, le 26 décembre 1909.

Or la paralysie générale a une durée moyenne de deux à quatre ans.

Elle peut assurément être plus courte, notamment dans certaines formes aiguës compliquées d'ictus répétés ou d'accès violents de délire, ce qui n'a pas été le cas ici ; mais, en revanche, elle est souvent plus longue, notamment lorsqu'elle est plus ou moins d'origine traumatique.

En admettant donc, ce qui est légitime, que la paralysie générale chez C. a eu une durée moyenne, on s'expliquerait difficilement, si on la faisait dater de l'accident, qu'au bout de neuf mois elle fût déjà parvenue à sa dernière période, et qu'après douze mois elle ait entraîné, sans attaque brusque et sans complications, la mort du malade

Il y a, en conséquence, des raisons sérieuses de penser que la paralysie générale existait déjà, plus ou moins latente et plus ou moins ignorée de l'entourage, antérieurement à l'accident du 21 novembre 1908 ; et que cet accident, s'il n'a pas été l'une de ses manifestations morbides, n'a fait en tout cas que la mettre en évidence et lui imprimer une allure plus nette et plus rapide.

C'est en définitive et après examen approfondi de toutes les circonstances et de tous les éléments de l'affaire, l'opinion à laquelle nous croyons devoir nous arrêter.

Conclusions. — Notre réponse aux questions qui nous ont été posées est la suivante :

1° C., Jean, a été atteint d'une paralysie générale progressive ayant entraîné sa mort.

2° L'accident qu'il a subi le 27 novembre 1908 n'a pas été la cause unique de cette paralysie générale et ne paraît même pas en avoir été une des causes importantes.

3° Cet accident a pu être tout au plus soit la cause déterminante, soit simplement un motif d'aggravation de la paralysie générale.

III.— Extrait d'un rapport médico-légal du docteur Régis, commis par le tribunal d'Agen dans l'affaire M. (texte du jugement à la page 37).

Faits. — Le 14 février 1910, vers midi, M. Jean M., directeur-gérant de l'usine L., revenait de faire un achat pour le service de l'usine, lorsqu'il tomba sur le boulevard de la République, à Agen, sa face heurtant vivement le sol.

D'après ses propres dires, la chute se serait produite au moment où il saluait quelqu'un, par suite d'une glissade. Un passant le voyant étendu sur le sol, le visage plein de sang, l'aida à se relever et le conduisit dans une pharmacie. Le pharmacien lui voyant le nez en très mauvais état, l'envoya chez un médecin. M. s'y rendit, accompagné. Le Dr de Gaulejac lui remit ultérieurement un certificat dans lequel il déclarait ne pouvoir, faute de mémoire, préciser les caractères de la lésion nasale qu'il avait soignée. M., qui se plaignait de souffrir beaucoup et qui avait une ecchymose, reprit ses fonctions le jour même. Deux mois plus tard il demandait un congé de quinze jours, en produisant un certificat du Dr Orliac ainsi conçu :

« Je certifie que Mr M. est très fatigué actuellement et a besoin de quinze jours de repos absolu et urgent, s'il veut éviter une crise d'anémie aiguë. »

M. M. ne devait plus reprendre son service et le 2 juin 1910 il était interné à la maison de santé d'aliénés de Castel-d'Andorte, près Bordeaux, où le Dr Lalanne, directeur de l'établissement, le considérait dans les certificats de 24 heures et de quinzaine comme atteint de paralysie générale progressive.

La femme du blessé intenta une action aux patrons de son mari, en s'appuyant sur un certificat du Dr Orliac qui concluait à une corrélation possible entre la chute et la paralysie générale.

Examen du sujet — M. M. est entré dans l'établissement privé d'aliénés de Castel-d'Andorte le 2 juin 1910 et s'y trouve depuis en traitement.

Les certificats du directeur de l'établissement indiquent que, à l'époque de son admission, M. M. était atteint de paralysie générale progressive. Les notes ultérieures de la maison de santé etablissent que cette paralysie générale s'est accentuée par degrés jusqu'à l'époque actuelle.

L'examen détaillé que nous avons fait de l'état de M. M. n'a fait que confirmer ce diagnostic et nous avons retrouvé chez lui tous les symptômes physiques et psychiques de la paralysie générale.

(Suit l'énumération de ces symptômes).

Bien que le diagnostic de paralysie générale ne puisse faire aucun doute, chez M. M., nous avons tenu à compléter notre examen clinique par un examen cytologique du liquide céphalo-rachidien. Cet examen, confié par nous à un spécialiste distingué, le Dr Sabrazès, professeur agrégé à la faculté de médecine de Bordeaux, a donné les résultats que voici :

« Le liquide céphalo-rachidien de M. M., recueilli par ponction lombaire, présente les caractères suivants : liquide d'aspect eau de roche, s'écoulant par gouttes pressées. Quantité extraite, 15 centim. cubes environ. Pas de filaments fibrineux en suspension. Hyperalbuminose manifeste (dix fois la normale). Le dépôt de centrifugation contient de 30 à 40 lymphocytes par champ d'immersion. »

Cet examen vient pleinement corroborer les conclusions de l'examen clinique. M. M. est, à n'en pas douter, atteint de paralysie générale progressive et, ajoutons-nous, de paralysie générale déjà avancée, depuis longtemps à la période d'état (mai 1911).

Dire cela, c'est dire que M. M. est atteint d'une maladie grave, incurable, à issue plus ou moins rapidement fatale et qui détermine chez lui une incapacité totale et permanente de travail.

Discussion. — Nous sommes arrivé à la partie la plus délicate de notre tâche, celle qui consiste à déterminer l'influence qu'a pu avoir l'accident du 14 février 1910 sur l'état de santé actuel de M. M., et à préciser les circonstances de cet accident et l'état antérieur du malade.

Il nous paraît indispensable de rappeler d'abord que l'accord n'est pas absolument fait dans la science, au point de vue de l'action du traumatisme sur la paralysie générale et au point de vue des conséquences médico-légales qu'on en doit tirer.

Nous nous sommes, à diverses reprises, particulièrement occupé de la question et tout récemment, au Congrès de médecine légale de Paris, nous avons essayé de fixer les règles pratiques de l'expertise en la matière.

Ces règles sont les suivantes ;

Quelle que soit l'opinion que l'on professe sur l'étiologie de la paralysie générale, que l'on considère on non la syphilis comme en étant la cause essentielle, constante ou prépondérante, il est toujours permis d'admettre qu'un traumatisme peut influer, à divers degrés, suivant les cas, sur la production de cette maladie.

Mais il ne suffit pas qu'un paralytique général ait été victime d'un traumatisme quelconque dans son passé, pour conclure à une relation de cause à effet entre ce traumatisme et la paralysie générale. Le traumatisme peut être resté totalement étranger à la paralysie générale ; il peut être survenu quand celle-ci existait déjà, de façon plus ou moins apparente; il peut même avoir été déterminé par la paralysie générale, par exemple à la faveur d'un de ces étourdissements ou ictus congestifs qui en marquent si fréquemment le début.

Pour qu'il y ait présomption de relation de cause à effet entre un traumatisme et une paralysie générale il faut :

1° Qu'au moment de l'accident le sujet se soit trouvé dans son état habituel de santé mentale et n'ait présenté précédemment ni troubles cérébraux, ni modifications suspectes de l'intelligence et du caractère.

2° Qu'il s'agisse d'un traumatisme cranien violent ou ayant déterminé un ébranlement général intense.

3° Qu'entre le shock et l'apparition de la paralysie générale, il se soit écoulé un temps ni trop long ni trop court (de quelques mois à deux ou trois ans, en moyenne).

4° Que le shock et la paralysie générale aient été pour ainsi dire reliés l'un à l'autre par une série de malaises généraux, de symptômes post-traumatiques.

Essayons d'appliquer ces données au cas qui nous occupe.

Un premier fait se dégage des circonstances de l'accident : c'est que M. M. a subi le 14 février 1910 non pas un véritable traumatisme cranien, mais un traumatisme facial, portant tout spécialement sur le nez. Il n'est question que du nez dans les divers témoignages produits et personne ne signale la moindre plaie, la moindre contusion orbitaire ou frontale. Quant à la violence et à la gravité de la chute sur le nez, elle ne peut guère être déduite de la sonorité du choc, comparée par M. D. à un coup de pistolet, ni de la profusion du sang répandu, car tout le monde connaît la facilité et l'abondance des hémorragies nasales pour des causes souvent très légères, Il est même à présumer qu'il n'y a pas eu fracture des os du nez, non seulement parce que le Dr de Gaulejac n'en fait pas mention faute de mémoire dans son certificat, mais parce que le malade n'en a gardé aucune trace.

Il est important d'ajouter que M. M. n'a eu ni perte de connaissance, ni ébranlement général sérieux, puisque, relevé aussitôt par M. D., il a pu, aidé par lui, marcher jusque chez le pharmacien, lui répondre, aller de là, accompagné par M. D., chez le Dr de Gaulejac, causer avec lui, se rendre seul à pied chez M. L. voiturier, se posséder assez pour faire à sa femme un récit atténué de sa chute dans le but de ne pas l'inquiéter, enfin reprendre son travail à l'usine le jour même, et faire ses écritures quotidiennes, exactement comme à l'ordinaire.

Nous ne trouvons donc ici ni traumatisme cranien violent, ni ébranlement général intense.

Ce point acquis, et on sent toute son importance, il nous faut essayer de fixer l'époque probable du début de la paralysie générale chez M. M.

A cet égard les divergences sont des plus accusées entre les témoins. Pour Mme M., pour son beau-frère M. B., pour M. M., C., père et fils, et M. V., amis du malade, M. M. homme intelligent et parfaitement sensé et équilibré, était en pleine santé physique et mentale au moment de sa chute. Pour eux également, il est resté tel après, et ce n'est que vers la fin du mois de mai, trois mois environ après l'accident, qu'ils ont constaté chez lui des troubles psychiques. A ce moment, il était excité, avait des idées délirantes de grandeur et tenait des propos incohérents. Il voulait acheter beaucoup de chevaux, faire un souterrain dans son jardin pour que les poules n'aient pas d'humidité sous leurs pieds, etc. D'autres témoignages contredisent les précédents. Le certificat du Dr Orliac, en date du 25 janvier 1911, présenté par Mme M. à l'appui de la déclaration d'accident du travail et à l'enquête, dit qu'à partir du 10 avril 1910 il a soigné M. M. pour une paralysie générale, caractérisée par des troubles psychiques et des troubles somatiques. Il suit de là que dès le 10 avril 1910, à sa première visite au Dr Orliac, M. M., était reconnu atteint par ce dernier de paralysie générale. Précisant ce certificat lors de notre enquête, à Agen, le Dr Orliac a déclaré qu'à son premier examen, il a vu le malade déjà à la période d'état, sauf le délire. Il présentait de l'embarras de la parole, du tremblement des mains et de l'écriture, sans symptômes oculaires. D'accord avec le Dr Monmayou, de Bordeaux, il se décida à tenter un traitement anti-syphilitique par des injections de benzoate de mercure, mais ce traitement demeura sans résultat. Peu après, la paralysie générale prenait une marche plus rapide.

Il résulte de ces renseignements, d'une exceptionnelle valeur, que non seulement M. M., était, le 10 avril 1910, atteint de paralysie générale, mais encore qu'il se trouvait à cette date, à la période d'état de cette maladie. Cela veut dire, pour qui connaît l'évolution de la paralysie générale, qu'il avait dépassé à ce moment les phases de début, période d'invasion et période prodromique, qui, non pas toujours, mais le plus souvent, ont une marche lente, insidieuse, et une durée s'étendant à plusieurs mois, parfois à plus d'une année.

On est donc conduit à penser que la paralysie générale de M. M., sauf le cas, à la grande rigueur possible, où elle aurait brûlé les étapes et passé presque d'emblée à la période d'état, avait commencé plus ou moins longtemps avant le mois d'avril 1910, peut-être même avant l'accident du 14 février 1910.

C'est au reste là ce que prétend M. B., comptable de l'usine, où il est evenu le successeur de M. M., si bien que ses dires semblent confirmer l'idée inspirée par les constatations médicales ci-dessus, d'une paralysie générale préexistant au traumatisme.

M. B. nous a déclaré que déjà longtemps avant l'accident, un an ou un an et demi avant, ajoute-t-il en précisant ses souvenirs, M. M. avait commencé de présenter les premières modifications pathologiques. Il se plaignait de la tête, au point d'être parfois obligé de quitter son travail et d'aller se promener.

M. M, avait pour fonction la surveillance de l'usine et la direction des travaux, plus la correspondance avec les clients et avec MM. D. et L., ses patrons.

Sur ce point se manifestait un changement sensible.

Au point de vue direction et surveillance, M. B. dit que M. M. avait des difficultés pour établir les feuilles de paie ; que des chevaux moururent par le fait de sa négligence et que cela lui attira des recommandations et des observations même écrites de M. L., qui jusque-là ne lui avait fait aucune remontrance. Il nous communique à ce sujet un lot de lettres de M. L. à M. M. portant les dates des 19 octobre 1909, 9 décembre 1909, 27 décembre 1909, 29 mai 1909, 4 juillet 1909, 24 juillet 1909.

Au point de vue des relations extérieures et de la correspondance, M. B. déclare que certains clients, indisposés par M. M. devenu moins gracieux, moins porté aux affaires, avaient quitté l'usine. Il cite, entre autres, M. L. et M. T., charpentier, qui, depuis, ont repris leurs bons rapports avec la maison. A diverses reprises, M. M. commit des erreurs dans sa correspondance avec les clients. M. B., qui le déchargeait d'une partie de sa besogne, les lui signalait et lui faisait refaire les lettres. Des erreurs se glissaient également dans les lettres à ses patrons. L'une d'elles, inaccoutumée, paraît-il, consista dans ce fait que M. M., se trompant d'adresse, écrivit par deux fois, en 1909, à M. L. non à Nogaro, son domicile, mais à l'usine d'Auch, d'où un retard dans la réception (Voir lettre de M. L. du 19 octobre 1909). M. B. signale encore une erreur de 400 francs commise à son préjudice par M. M., dans un règlement avec la Banque de France d'Agen et qu'il eut quelque mal ensuite à régler. L'erreur date du 23 février 1910 et la lettre de réclamation de M. M. à la banque du 31 mars 1910.

Le témoignage de M. Ba, entrepreneur de charpentes à Agen, vient à l'appui des dires de M. B. M. Ba. qui connait M. M. depuis l'enfance et travaillait fréquemment pour l'usine, nous déclare que dans le commencement de 1910, il s'était aperçu de quelque chose chez M. M. Il cite à l'appui, qu'un travail pour garde-courroie fut refait deux ou trois fois à la tuilerie, sur l'ordre de M. M. Il trouva « cela un peu extraordinaire par rapport à la façon dont M. M. commandait habituellement ».

Plus tard, quand il a su que ce dernier était malade, il a repensé à l'incident en disant : « Ça ne m'étonne pas. »

Comme il importait de fixer la date exacte du fait, et de savoir s'il se plaçait dans le commencement de 1910, avant ou après l'accident du 15 février, nous avons demandé à M. Ba. de rechercher sur ses livres si cette date était inscrite et de nous la faire tenir par l'intermédiaire de l'avoué. Au folio 112 du livre de M. Ba., année 1910, se trouvent en effet les mentions suivantes : 8 janvier. Barrage de la courroie de commande, 2 journées, 9 francs. — 10 id, et divers, 1 journée 4 fr. 50.

Il résulte de cette indication très nette que c'est le 8 et le 10 janvier, c'est-à-dire plus d'un mois avant l'accident, que M. Ba. constata chez M. M. le changement d'état mental signalé par lui à notre enquête.

Pour essayer d'arriver à une précision aussi grande que possible sur ce point très important de l'expertise, nous avons demandé des documents écrits de M. M. afférents à la période s'étendant d'octobre 1909 à avril 1910, c'est-à-dire d'avant, de pendant et d'après l'époque de l'accident, avec, comme pièces de comparaison, des écrits de lui datant de plusieurs années. Souvent, en effet, l'un des premiers symptômes de la paralysie générale consiste dans l'altération matérielle ou intellectuelle des écrits (écriture tremblée, irrégulière, lettres, mots, chiffres raturés, surchargés, mal orthographiés, omis, erreurs de calcul, c'est-à-dire en des troubles calligraphiques et psychographiques).

Nous avons reçu et examiné ainsi, en paquets séparés, les lettres à peu près quotidiennes de M. M, à son patron des mois d'octobre, novembre et décembre 1909, janvier, février, mars, avril 1910, et le copie de lettres, bordereaux, comptes des clients, de février à avril 1910. Comme pièces de comparaison, il nous a été remis les lettres de M. M, à son patron des mois de novembre et décembre 1901, janvier, février, mars 1902.

Nous devons dire très sincèrement que nous n'avons pas trouvé dans cette confrontation la preuve décisive que nous attendions. Assurément, l'écriture de M. M, est moins nette, moins déliée, moins élégante dans les spécimens allant d'octobre 1909 à avril 1910 que dans ceux d'autrefois ; elle y présente également un plus grand nombre de surcharges et de ratures. Mais la différence n'est pas telle qu'elle soit véritablement frappante ; il s'agit plutôt de nuances. D'autre part, au point de vue proprement psychique, on ne constate là aucun signe bien net de déchéance. On se trouve même en présence de ce fait paradoxal que l'écriture de M. M. est restée assez bonne, intellectuellement comme matériellement, non seulement avant son accident du 13 février 1910, mais encore jusqu'a fin avril et jusqu'au milieu de mai, c'est-à-dire jusqu'à une époque où la paralysie générale, reconnue par le Dr Orliac, avait nécessité sa mise au repos. Ce n'est qu'après son internement dans la maison de santé et depuis quelque temps, que son écriture a changé et est devenue le graphisme informe dont nous avons annexé un spécimen à notre rapport. Cette particularité de la conservation relative de l'écriture chez M. M. avait du reste frappé le Dr Orliac, car il l'a indiquée lors de notre enquête à Agen.

Nous devons donc déclarer que l'écriture de M. M. n'achève pas de nous renseigner sur l'époque du début de sa paralysie générale.

En revanche, les écrits de M. M. corroborent absolument ce que nous avons dit plus haut du peu de gravité de sa chute. Il existe, en effet, plusieurs pages de lui, datées du 14 février 1910, c'est-à-dire du jour même de l'accident, et, ainsi qu'on peut le voir, ces pages ne présentent, ni graphiquement, ni psychiquement, absolument rien qui les différencie de celles des jours suivants. Il est donc évident que M. M. n'éprouva ni commotion cérébrale ni ébranlement général sous l'influence de sa chute, puisque, capable de parler et d'agir aussitôt, comme nous l'avons dit, il fut encore en état, le jour même, de reprendre son travail et de le bien faire.

Désireux de pousser aussi loin que possible nos investigations, nous avons cherché à savoir si M. M. était ou non syphilitique. Pour cela, nous avons demandé à Mme M. l'autorisation de pratiquer la ponction lombaire chez son mari. L'analyse du liquide céphalo-rachidien devait, en effet. permettre de contrôler histologiquement et chimiquement le diagnostic de paralysie générale et d'éclairer expérimentalement la question de l'existence de la syphilis. La ponction lombaire, autorisée par Mme M., fut faite par M. le professeur agrégé Sabrazès, en notre présence et celle du médecin directeur de l'établissement de Castel-d'Andorte.

On a vu que cytologiquement, cette recherche avait permis de confirmer le diagnostic de paralysie générale. Par la réaction dite de Wassermann, qui fut positive, elle montra que M. M. devait être syphilitique. Déjà la même épreuve pratiquée non plus sur le liquide céphalo-rachidien, mais sur le sérum sanguin, nous avait donné le même résultat.

La note du Dr Sabrazès en date du 10 juillet 1911 se termine ainsi :

« En résumé : hyperalbuminose, lymphocytose à un haut degré, réaction de Wassermann-Hecht positive, conservation de la teneur normale en glucose sont des caractères propres à la paralysie générale progressive que l'on observe chez les sujets ayant eu antérieurement la syphilis. »

Nous n'avons rien à ajouter à cette conclusion, de laquelle il résulte que M. M. était sinon de façon absolument irrécusable (quelques auteurs contestent encore la certitude donnée par la réaction de Wassermann), au moins de façon presque certaine, en puissance de syphilis.

Ce fait a, lui aussi, une très grosse importance en l'espèce, car il montre que M. M., en dehors de son traumatisme, se trouvait sous l'action de la cause la plus ordinaire de la paralysie générale progressive.

Conclusions. — 1° M. M. est atteint de paralysie générale progressive, maladie qui crée chez lui une incapacité totale et permanente de travail.

2° Le début de cette paralysie générale, qui se trouvait déjà à la période d'état en avril 1910, est très probablement antérieur à l'accident du 14 février 1910.

3° Cet accident, qui n'a pas donné lieu à un véritable traumatisme cranien, mais à une violente chute sur le nez, avec hémorragie abondante, ne s'est accompagné ni de perte de connaissance, ni d'un ébranlement général sérieux. Dès le jour même, M. M. continuait à vaquer à ses occupations.

4° L'accident du 14 février 1910 peut donc être considéré comme n'ayant eu, s'il en a eu, qu'une influence des plus minimes sur la paralysie générale de M. M., paralysie générale probablement préexistante et sur laquelle paraît d'ailleurs avoir agi la cause la plus habituelle de la maladie.

IV.— Accident de chemin se fer. Extrait d'un rapport du Dr Masoin, médecin en chef de l'asile de Dave (Belgique), commis par le tribunal de Namur.

Faits. — D., né en 1865, se trouvait sur la locomotive qu'il conduisait, en qualité de mécanicien. le 11 juin 1902, lorsqu'une collision se produisit avec une autre machine venant en sens inverse.

Il est entré à l'asile de Dave, le 5 novembre 1907, présentant les symptômes de la paralysie générale, à la période d'état (démence, délire, symptômes somatiques).

Antécédents. — Rien de remarquable dans les antécédents héréditaires.

Lui-même a eu la fièvre typhoïde en 1887, sans complications cérébrales. Sujet intelligent et actif, il s'est marié en 1888 Sa femme n'a jamais présenté de symptômes permettant de soupçonner une infection syphilitique, pré ou post nubium. Il a une seule fille, bien portante. Au point de vue d'une infection syphilitique antérieure ou postérieure à l'accident, tous les renseignements sont négatifs. Aucun fait, aucune donnée ne permettent d'émettre cette hypothèse, à fortiori de lui accorder une légitimité si minime fût-elle.

Antérieurement à l'accident de 1902, le sujet n'a pas présenté de symptômes qui permettent de lui supposer alors, c'est-à-dire avant l'accident ou à cette époque, un trouble des facultés intellectuelles. Pas d'alcoolisme, de tabagisme ni d'excès quelconques.

Accident du 11 juin 1902. Deux locomotives entrent en collision. D., machiniste, a vu venir l'accident et instinctivement s'est cramponné à des appuis à sa portée. Son compagnon est projeté à plusieurs mètres, le tender saute hors des rails, les tampons de la machine montée par D. sont très gravement endommagés. Ces détails sont rappelés pour faire apprécier la violence du choc général subi par D., qui est resté à son poste.

Les suites immédiates ne paraissent pas avoir dépassé celles qui peuvent être provoquées par une frayeur extrêmement vive ; état émotionnel très accusé, langage entrecoupé, peu compréhensible, dit un témoin. Plusieurs heures après sa femme parle de pâleur, de tremblement, d'insomnie. L'état émotif persista le lendemain et les jours suivants; il y eut des vomissements le surlendemain. Il est avéré que le sujet à poursuivi son travail le lendemain et les jours suivants. Il lui resta simplement et pendant longtemps encore, une impression de crainte, de hardiesse moindre qu'avant l'accident.

Suites éloignées. Nous savons par les témoignages recueillis qu'insensiblement, dans le cours des dernières années, des modifications assez spéciales furent relevées chez D. : insomnies fréquentes, bourdonnements d'oreilles, changement de caractère, pertes de mémoire, fautes de raisonnement, projets bizarres, troubles du langage.

D. paraissait parfois se rendre compte de certaines modifications qui s'opéraient en lui ; il s'est plaint « d'entendre parfois double », « qu'il avait quelque chose dans la tête », « qu'un jour ou l'autre il lui arriverait quelque chose ».

Le 31 octobre 1907, à la suite d'une émotion, un état maniaque se déclara et bientôt devint si aigu qu'il nécessita l'envoi du sujet à l'asile de Dave, la paralysie générale étant constituée (novembre 1907).

Époque d'apparition des symptômes. — Les témoignages de la femme, de la fille, du beau-frère de D., du dernier surtout, sont très précis.

Sa femme et sa fille ont remarqué chez lui de l'insomnie en 1904 environ, des hésitations, du défaut d'assurance à l'échelle vers 1904 ou 1905. A la même époque, il ne trouvait plus ses mots.

Le beau-frère confirme ces faits et en rapporte d'autres. Depuis l'accident le sommeil de D., était agité ; au cours de ces dernières années, il lui est arrivé « d'être tout perdu », il ne voyait plus, il avait des vertiges.

Un incident assez spécial survint un jour au tunnel de Godarville ; il n'est malheureusement pas possible d'en retrouver l'époque, même approximativement.

Vers 1903 ou 1904, D. se plaignait de faiblesse des jambes et de maux de tête. A la même époque D. se perdait dans ses conversations. En 1907 il faisait des projets bizarres de modifications à sa maison

Plusieurs autres témoins attestent que depuis une époque que nous croyons pouvoir fixer aux années 1904 et 1905, D. n'était plus le même que jadis et que notamment sa conversation était « sans rapport », ce qui signifie sans doute sans esprit de suite, à côté du sujet.

La déclaration du Dr L. vient clôturer parfaitement cet ensemble de témoignages. Ce médecin, rédigeant et signant le bulletin confidentiel adressé à l'asile de Dave, en novembre 1907, écrit que depuis 3 ou 4 ans, le sujet souffrait d'insomnie. Ceci encore nous reporte aux années 1904 et 1903.

Conclusions. — Nous fixons aux années 1903, 1904, à cette dernière certainement, l'époque des accidents cérébraux dont l'état actuel n'est que l'épanouissement, « la période d'état » ; celle-ci étant toutefois formellement et complètement établie depuis bien avant l'admission du sujet à l'asile de Dave (novembre 1907).

D'après les témoignages recueillis nous fixons comme suit les situations successives dans l'état de D. :

Période pré-paralytique qui comprend les années 1903 et 1904.

État de trouble cérébral certain comprenant l'année 1904.

Aggravation de cet état, comprenant les années 1905 et 1906.

Manifestations nombreuses, comprenant les années 1906 et 1907.

Crise aiguë d'octobre-novembre 1907.

V. — Extraits des rapports successifs faits sur l'état du sieur V. victime d'un accident du travail le 24 juin 1904.

I. — Nous, soussigné, Edouard Brissaud, professeur à la faculté de médecine de Paris, commis par M. le président du tribunal civil de la Seine à l'effet de voir et visiter M. V., âgé de 43 ans, stucateur, et dire si, par suite de l'accident du 24 juin 1904, il est atteint ou non d'incapacité de travail, permanente ou temporaire, totale ou partielle et, dans le cas de l'affirmative, estimer la réduction de capacité qu'il subit, et fixer la date de consolidation de la blessure....

Le 24 juin 1904, M. V., au cours de son travail, tomba d'un écha-faudage, perdit connaissance et fut transporté à l'hôpital Beaujon.

Il avait deux plaies superficielles du crâne : l'une de 5 centimètres environ à la partie droite du front, l'autre d'une longueur approxi-mativement égale dans la région fronto-pariétale droite où elle ne dépassait pas les limites du cuir chevelu.

La cicatrisation de ces deux plaies s'effectua sans complications.

Lorsque la guérison fut complète, M. V. conservait cependant une confusion mentale assez profonde pour ne pas être encore en état de quitter l'hôpital.

Il fut transféré du service de chirurgie où il avait été admis, dans le service de M. le Dr Troisier. Les symptômes cérébraux persistant, le délire et l'agitation de N. troublant le repos des autres malades, M. Troisier le fit conduire au bureau de consultations de l'hospice Sainte-Anne, où il fut retenu.

Le diagnostic du certificat d'admission à la date du 17 juillet fut le suivant: « Dépression mélancolique, hallucinations pénibles, gémis-sements, mutisme, excitation par intervalles. »

A cette époque il était difficile de déterminer si le mutisme était exclusivement volontaire ou s'il ne dépendait pas plutôt d'un trouble organique des centres cérébraux du langage. Cette dernière hypothèse fut celle à laquelle on se rallia par la suite, car le certificat de quin-zaine fut libellé : « Aphasie en décroissance, turbulence ».

Les phénomènes cérébraux qui avaient rendu indispensable le pla-cement de M. V. à Sainte-Anne, persistèrent sans se modifier dans un sens favorable. Il fut donc décidé que le malade serait placé à l'asile de Villejuif.

Le 5 août M. V. fut donc interné à Villejuif dans le service de M. le Dr Paclet, suppléé par M. le Dr Marie; et le certificat d'admission mention-nait encore « l'embarras de la parole, l'affaiblissement intellectuel, l'inconscience, l'excitation par intervalles ».

Depuis cette époque les certificats du registre du service signalent une amélioration progressive, mais la confusion mentale est loin d'être complètement dissipée.

Aujourd'hui, 17 janvier 1905, M. V., a recouvré presque intégralement l'usage de la parole. Toutefois son langage est saccadé, tremblé, comme s'il s'agissait d'une péri-encéphalite chronique (paralysie géné-rale progressive).

Les idées sont assez précises, mais elles sont rares et exigent une provocation Il faut aider M. V. pour en susciter de nouvelles; il n'en peut enchainer spontanément qu'un petit nombre et si on l'abandonnne à lui-même il s'arrête à la dernière et retombe dans le mutisme. Depuis quelques jours il aurait essayé de lire le journal, mais il ne sait pas la date, ni même le mois, ni même l'année où nous sommes.

D'abord il dit : « Nous sommes en juin. » Nous lui faisons remarquer qu'il tombe de la neige; alors il se reprend en disant: « Ah c'est vrai. » Il a donc quelques vestiges de jugement qu'il sait mieux utiliser de jour en jour.

Et cette amélioration progressive, malgré sa lenteur, permet d'espérer qu'il n'est pas atteint d'une lésion cérébrale définitive.

En dehors du trouble du langage, il n'existe d'ailleurs aucun symptôme franchement somatique de paralysie générale, mais sur ce point nous ne saurions faire trop de réserves.

A supposer que les phénomènes en question s'amendent temporairement pour affecter plus tard les caractères authentiques d'une paralysie générale, nous n'hésiterions pas à affirmer dès à présent qu'il en faut faire remonter la cause à l'accident du 24 juin.

Ce qui, en effet, ne peut faire l'objet d'un doute, c'est que M. V. avait continué jusqu'à cette date de travailler régulièrement à la satisfaction de son patron.

Or l'accident a eu pour conséquence immédiate une grave commotion cérébrale avec perte de connaissance et, sans rémission. pour conséquence éloignée, une confusion mentale profonde, dont on peut espérer la guérison, si elle n'évolue pas vers le syndrome de la paralysie générale.

Conclusions. — 1° M. V est atteint d'incapacité de travail totale, absolue, du fait de l'accident du 24 juin 1904.

2° Cette incapacité peut n'être que temporaire. En tout cas, si l'amélioration de l'état actuel doit aboutir à une simple réduction de capacité, il ne sera possible d'évaluer le degré de cette réduction de capacité que lorsque M. V. aura passé encore quelques mois dans l'asile où il est interné. Là seulement il peut recevoir les soins indispensables, et grâce auxquels il n'y à pas à désespérer de la guérison.

Paris, 20 janvier 1905.

II. — Depuis notre première visite à M. V., quatre mois se sont écoulés et dans ce laps de temps une notable amélioration s'est accomplie.

M. V. n'a plus de délire, plus de turbulence, plus d'hallucinations, il semble même se dégager peu à peu de la dépression mélancolique. Mais il conserve encore un embarras de la parole très marqué et il reste le plus souvent silencieux et apathique.

Il répond aux questions qu'on lui pose, en prenant la peine de faire remarquer « qu'il n'a pas la parole facile ». Il reconnait lui-même qu'il va de mieux en mieux, il préjuge d'ailleurs beaucoup de ses moyens. Il dit : « Ah ! je voudrais bien travailler. Si je pouvais travailler? Dimanche je sortirai d'ici et je trouverai bien du travail. » Il aurait été incapable de s'exprimer ainsi au mois de janvier.

Nous avons interrogé le surveillant de l'asile et celui-ci nous a assuré que M. V. était tranquille, poli, propre, qu'il avait bon caractère, qu'il ne paraissait pas triste, mais qu'il n'adressait jamais la parole à personne. Il se contente de répondre quand on lui parle, et si on ne lui parle pas volontiers c'est parce que son langage est confus et mal articulé.

Nous avons présenté un journal au malade en le priant de nous en lire des passages à haute voix : il s'en est acquitté assez mal, mais il s'en est excusé en disant : «Je n'arrive pas à prononcer.» Cependant nous avons pu nous rendre compte que rien ne lui échappait et que c'était seulement l'articulation des mots qui rendait la lecture motrice difficile, la lecture visuelle étant conservée.

Si nous ajoutons que cette amélioration s'est faite progressivement et régulièrement, sans aucune rechute, nous laisserons deviner que nous conservons l'espoir d'une transformation plus favorable encore. Mais il nous est impossible de prévoir la date à laquelle M. V. pourra, si cette transformation se réalise, reprendre la vie normale et recommencer à travailler.

Cette réserve nous est d'ailleurs commandée par un fait dont nous ne saurions méconnaitre l'importance : une légère, très légère inégalité des pupilles.

L'inégalité des pupilles, chez un homme qui présente des troubles du langage, et qui, malgré une rémission évidente, reste encore apathique, silencieux, absorbé, doit toujours laisser en suspens le diagnostic. En pareil cas l'éventualité de la paralysie générale est sinon probable, du moins possible. Pas un médecin n'oserait formuler à cet égard un diagnostic de certitude. Le temps seul peut fournir la réponse.

Nous avions dans notre précédent rapport exprimé l'avis qu'un second examen serait utile dans quelques mois, sans préciser davantage.

Depuis lors l'amélioration survenue progressivement et régulièrement fait espérer que M. V. n'est atteint que de confusion mentale. Les rémissions de la paralysie générale sont, en effet, beaucoup plus rapides et complètes, ou moins incomplètes. Si donc, dans quatre mois approximativement, l'amélioration s'accentue encore par de nouveaux progrès, il y a aura lieu de renoncer définitivement au diagnostic qui maintient nos conclusions indécises à la date de ce jour.

D'ici là M. V. devra continuer la cure d'isolement et être considéré comme atteint d'incapacité totale temporaire.

III. — Déjà à deux reprises, en janvier et en mai de l'année courante, nous avions procédé à pareille enquête et les conclusions de nos deux rapports étaient indécises : nous n'avions pu trouver les éléments indispensables à un diagnostic ferme.

Aujourd'hui encore, quoique la situation se soit notablement améliorée dans son ensemble, il ne nous est pas permis de nous prononcer catégoriquement, et nous nous permettons d'ajouter que notre incertitude est partagée par nos deux collègues, MM. les Drs Colin et Pactet, qui l'un et l'autre ont observé M. V. depuis 10 mois.

Sur le fait de la corrélation du trouble mental persistant et de l'accident grave à dater duquel ce trouble s'est manifesté, il n'y a aucun doute possible.

Mais s'agit-il, comme on peut le craindre encore, d'une paralysie générale progressive ou d'une simple confusion symptomatique de la commotion cérébrale ? Paralysie générale ou confusion mentale, toute la questions est là.

En faveur de la paralysie générale, nous avons relevé quelques phénomènes somatiques : les pupilles sont inégales et paresseuses, le réflexe pupillaire de l'œil droit est même complètement aboli ; la parole est embarrassée, hésitante, tremblante ; les muscles de la langue et du visage sont animés parfois de quelques secousses fibrillaires.

Au point de vue psychique nous avons constaté une faiblesse marquée de toutes les fonctions, en particulier une diminution de la mémoire et de l'attention. Enfin cette infériorité intellectuelle est associée à une confiance, une satisfaction de soi-même, à une vanité professionnelle qui au premier abord fait supposer que M. V. est atteint de paralysie générale.

En faveur de la confusion mentale simple, nous avons déjà mentionné le fait que les pupilles ne sont pas également immobiles et insensibles à la lumière. Nous avons surtout remarqué que la faiblesse de la mémoire et de l'attention disparaît lorsqu'on stimule vivement M. V. en lui posant d'un ton impératif des questions très précises. Alors il fait un effort pour répondre et ses souvenirs se réveillent.

Si nous ne trouvons pas dans la comparaison de ces faits, considérés en eux-mêmes, les éléments d'un diagnostic différenciel, nous devons dire que l'évolution de la maladie ne semble guère concorder avec l'hypothèse d'une paralysie générale franche.

En effet, qu'il s'agisse de paralysie générale ou de simple confusion mentale, l'atténuation de tous les symptômes est évidente.

M. V. était aphasique et il ne l'est plus. Non seulement il était aphasique, mais il était anarthrique ; et le trouble actuel du langage peut être une suite ou comme un reliquat de l'anarthrie, à peu près complètement disparue.

Au début M. V. était absolument inerte, passif, insensible à tout. Aujourd'hui il est sorti de cette sorte de torpeur et il s'anime même avec vivacité lorsqu'on lui dit qu'il a besoin de rester encore quelque temps à l'asile pour achever sa guérison. Alors il se fâche : « Je ne suis pas malade, je veux travailler, j'ai une femme et des enfants à nourrir. »

M. V. peut lire beaucoup plus couramment qu'au mois de mai dernier. Nous lui donnons un journal et nous constatons un petit fait assez caractéristique : Il lit « Mon général. je viens de vous saluer et vous ne m'avez pas rendu... » Or le texte du journal était : « et vous ne m'avez pas répondu ». Il a donc interprété la phrase ou pour mieux dire il l'a prévue. Il s'attendait à la phrase : et vous ne m'avez pas rendu mon salut. Après le mot « rendu » les points suspensifs indiquent son hésitation et sa surprise. Ce petit fait est constant chez les aphasiques, il est exceptionnel chez les paralytiques généraux.

Quelque ressemblance qu'il y ait entre le trouble d'articulation, qui est pathognomonique, et la dysarthrie, l'hésitation est encore inévitable.

M. V. est le premier à reconnaitre qu'il va beaucoup mieux. Sa femme est aussi très affirmative. « Je n'aurais, dit-elle, jamais cru que mon mari pût avoir fait tant de progrès. »

Pour toutes ces raisons et quoique la paralysie générale soit capable de rémissions passagères, nous n'osons pas nous décider à diagnostiquer une maladie dont le seul énoncé équivaut à une condamnation.

Nous ajouterons que pas un médecin au courant des difficultés d'un tel diagnostic ne se risquerait à formuler une opinion sans réserves.

Nous conclurons que M. V. doit être considéré comme un accidenté dont la blessure n'est pas consolidée, et qu'un examen ultérieur. dans trois ou quatre mois, par exemple, est encore nécessaire.

Paris, le 11 novembre 1905.

IV. — Nos conclusions du 11 novembre 1905 se fondaient sur le fait que, depuis l'examen précédent, la situation de M. V. s'était légèrement améliorée.

Nous en pourrions dire autant aujourd'hui. Sous quelques rapports il y a progrès. M. V. s'exprime mieux, il lit plus couramment, il a moins de tremblement, Mais en revanche, l'inégalité pupillaire s'est accentuée, la torpeur physique et intellectuelle est toujours la même. Il n'y a pas d'idées de grandeur ni de persécution, pas d'agitation intermittente, pas de délire. Tout au plus M. V. laisse-t-il de temps en temps percer une petite pointe de vanité professionnelle : « Personne ne connait mieux que lui son métier. » Après tout, c'est possible.

Quoi qu'il en soit le diagnostic de cérébropathie subsiste, tel qu'à la date de notre premier rapport, et nous conservons les mêmes doutes quant à la nature de cette cérébropathie.

S'agit-il d'une confusion mentale par commotion cérébrale profonde?

S'agit-il d'une paralysie générale? Nous ne saurions le dire. Et nous nous permettons d'ajouter que notre hésitation, partagée par notre collègue le Dr Pactet, nous est imposée non seulement par notre expérience personnelle, mais par l'enseignement de tous les maitres de la psychiatrie.

Il faut bien reconnaître et avouer que nous sommes encore très mal renseignés sur les véritables caractères différenciels de la paralysie générale traumatique et de la confusion mentale prolongée des commotions graves. Si, par exemple, une commotion cérébrale a pour conséquence tardive une hémorragie méningée, les symptômes d'irritation et de compression produits par l'épanchement peuvent présenter une analogie absolue avec ceux de la paralysie générale.

Or de deux choses l'une : ou M. V. a une paralysie générale ou il a une cérébropathie pseudo-paralytique.

Dans la première hypothèse, il ne guérira jamais; dans la seconde hypothèse, il est susceptible d'amélioration relative ou partielle ; c'est-à-dire que les symptômes de compression produits par un épanchement à résorption lente peuvent s'atténuer à la longue. Mais après les examens répétés et prolongés auxquels nous avons soumis le malade en présence de notre distingué collègue le Dr Pactet et avec son concours, nous avouons notre absolue incapacité de prévoir l'époque de cette amélioration éventuelle et très aléatoire. Nous avions espéré que l'atténuation des symptômes de paralysie générale ou de pseudo-paralysie s'accentuerait ; et c'est pour cela que nous avions pratiqué une série d'examens espacés de quatre en quatre mois. Notre espoir ne s'est pas réalisé, et nous restons comme au premier jour en présence d'un des problèmes les plus difficiles de la clinique mentale.

Dans ces conditions et, sauf revision possible, nous déclarons M. V. atteint d'incapacité de travail permanente et totale.

Paris, 1er mai 1906.

V. — Nous, soussigné, Dr A. Antheaume, commis par M. le président du tribunal de la Seine, à la date du 18 septembre 1907, à l'effet d'examiner M. V., et de donner un avis définitif sur l'incapacité du blessé et fixer la date de consolidation....

Ce blessé a été l'objet de quatre expertises de M. le professeur Brissaud. Dans son dernier rapport en date du 1er mai 1906, rapport qui date actuellement de 18 mois, M. Brissaud s'exprimait ainsi (voir le rapport ci-dessus).

Aujourd'hui, c'est-à-dire 18 mois plus tard, la situation s'est modifiée, et il est survenu un certain nombre de faits nouveaux capables d'aider largement à la solution du problème envisagé sous toutes ses faces par M. le Dr Brissaud.

Il résulte des documents et des renseignements verbaux qu'a bien voulu nous procurer notre distingué collègue le Dr Pactet, que, depuis la fin de décembre 1906 jusqu'à ce jour, M. V. a présenté à cinq reprises différentes des attaques épileptiformes. La première serait survenue le 31 décembre 1906, à trois heures de l'après-midi, elle aurait été précédée quinze jours auparavant d'un vertige de courte durée ; les autres ont été notées les 7 mars, 10 mai, 1er juillet, et 2 août 1907.

En même temps que se produisaient ces accidents révélateurs d'une orientation nouvelle dans l'évolution pathologique, accidents si souvent observés dans la paralysie générale, survenait chez M. V. une baisse de plus en plns accentuée de l'intelligence, aboutissant à l'état actuel, mais sans état délirant ou hallucinations appréciables.

Aujourd'hui M. V. présente un affaiblissement général de toutes les fonctions psychiques. S'il peut encore fixer son attention et à un examen faire quelque illusion de demi-lucidité, il ne peut maintenir longtemps cette attention en état d'activité. La mémoire, aussi bien celle des faits anciens que celle des faits récents, est très atteinte ; l'amnésie est pour ainsi dire généralisée.

M. V. est cependant encore capable de lire, bien qu'avec peine et de manière inintelligente, mais il présente une telle amnésie de fixation qu'il est incapable de dire la plus petite chose au sujet de sa lecture. Il n'est pas étonnant que dans ces conditions le jugement cesse de s'exercer ; le malade est incapable de dire quelle est la nature de l'établissement dans lequel il se trouve, ce que sont les gens qui l'entourent, etc.

Cet état démentiel ne s'accompagne d'aucun trouble psycho-sensoriel. M. V. est calme, mais nécessite par son inconstance une surveillance continuelle. Du côté de l'affectivité, les troubles sont profonds ; M. V. est devenu apathique, indifférent, il est heureux d'être visité par sa femme mais uniquement parce qu'elle lui apporte des friandises. En somme, si l'on compare l'état actuel à ce qu'a noté M. Brissaud lors de sa dernière expertise, on constate une aggravation considérable des troubles cérébraux et à ces modifications psychiques dans un sens défavorable correspond une accentuation pour ainsi dire parallèle des troubles physiques.

Aujourd'hui les troubles pupillaires sont très marqués, alors qu'ils l'étaient moins en mai 1906. Les pupilles sont inégales, la droite plus large que la gauche, elles réagissent paresseusement à la lumière et à l'accommodation. Il existe de la mydriase et un léger ptosis gauche.

La parole est embarrassée dans le langage spontané et dans la lecture. Nous avons observé du tremblement des muscles péri-buccaux par intervalles, et d'une manière constante un léger tremblement de la langue et des doigts.

Les réflexes tendineux sont conservés.

En résumé, la situation pathologique n'est plus la même qu'en mai 1906, où le diagnostic devait osciller entre une confusion mentale post-traumatique, à pronostic peut-être favorable, et une méningo-encéphalite chronique à pronostic nettement défavorable.

Actuellement nous pensons devoir nous rattacher avec M. le Dr Pactet à cette dernière manière de voir.

Ce qui nous permet de considérer M. V. comme atteint de méningo-encéphalite chronique, c'est-à-dire de paralysie générale, c'est, d'une part, ce fait nouveau qu'il a présenté dans le courant de cette année plusieurs de ces attaques épileptiformes si fréquentes dans la paralysie générale et c'est, d'autre part, qu'il possède au complet les signes cardinaux de cette affection : démence à type global, embarras de la parole, troubles oculo-pupillaires, troubles moteurs.

Ainsi qu'il est possible en pareille matière, une rémission, c'est-à-dire une amélioration temporaire, peut survenir dans la suite évolutive de cette maladie, mais dès maintenant il convient de considérer, dans l'état actuel de la science, M. V. comme condamné à une déchéance intellectuelle irrémédiable entraînant une incapacité de travail totale et définitive.

En admettant même, contre toute probabilité, qu'il s'agisse d'une encéphalopathie organique pseudo-paralytique et non d'une paralysie générale proprement dite, il n'en est pas moins établi à nos yeux que cet accidenté du travail est dément, et qu'il est voué de par les lésions cérébrales dont il est atteint à une mort prématurée.

Dans ces conditions nous déclarons M. V. atteint d'une incapacité de travail permanente, totale et définitive.

Paris, le 24 octobre 1907.

V. est mort de tuberculose pulmonaire dans le service du Dr Pactet le 29 juin 1909, soit cinq ans après son accident. L'autopsie et l'examen histologique ont montré des lésions manifestes et typiques de méningo-encéphalite diffuse (1).

INDEX BIBLIOGRAPHIQUE.

1882. — 1. VALLON. La paralysie générale et le traumatisme dans eurs rapports réciproques, Th. de Paris, 1882.

1889. — 2. CHRISTIAN. Traumatisme du crâne en rapport avec l'aliénation mentale (*Archives de Neurologie*, juillet et septembre 1889).

1890. — 3. KAPLAN. Trauma und Paralyse. (*Allg., Zeitsch. f. Psych.*, XIV, 1890).

1894.—4. RIGAL. De la folie par commotion cérébrale dans ses rapports avec la législation militaire (*Ann. hyg. publ. et méd. lég.*, février 1894).

1900. — 5. KOPPEN. Les maladies du cerveau à la suite du traumatisme (*Arch. f. Psych.*, XXXIII, 25, 1900).

1903. — 6. DUPRÉ. Article « Paralysie générale » in Traité de pathologie mentale de Gilbert Ballet. Paris, 1903. O. Doin, éditeur, p. 1038.

7. GUDDEN. Etiologie de la paralysie générale; contribution à l'étude de cette maladie dans ses rapports avec le traumatisme (*Arch. f. Psychiat.*, XXXVI, 2, 1903).

1904. — 8. *Journal of mental science*, july 1904 p. 433, 437.

9. THOINOT. Les maladies médicales d'origine traumatique. O. Doin, éditeur, Paris, 1904, p. 535.

1905. — 10. GIESELER. Paralysie générale et traumatisme (*Arch. f. Psych.*. XL, 3, 1905).

11. MEYER. Traumatisme et paralysie générale (*Deutsch. med. Wochens.*, 1905, n° 33).

12. REINHOLD. Paralysie générale et traumatisme (*Neurol. Centralblatt*, 1905, n° 14, p. 307).

1906. — 13. BRISSAUD, RÉGIS. *XVIᵉ Congrès des aliénistes et neurologistes de langue française*, Lille, 1906, (Comptes rendus, Masson, 1906).

14. MENDEL. Le traumatisme comme cause de paralysie générale (*Arch. f. Psych.*, t. 41, fasc. 3, 1906, p. 1122 et 1131).

15. RÉGIS. Précis de psychiatrie, O. Doin, éditeur, 3ᵉ édition, 1906, 4ᵉ édition 1909. 5ᵉ édition, 1913, p. 884. 1154.

1907. — 16. COLLET. Un cas de paralysie générale pouvant être considéré comme d'origine traumatique (*Ann. med. psychol.*, 1907, n° 1).

17. FROISSART. La paralysie générale traumatique. Th. de Paris, 1907.

18. JOFFROY. Traumatismes craniens et troubles mentaux (*L'Encéphale*, 25 février 1907).

19. KOELPIN. Traumatisme et paralysie générale. (*Allg. Zeitsch. f. Psych*, 1906, in *L'Encéphale*, 1907, p. 197).

20. LEVERT. De la paralysie générale traumatique. (*La Clinique*, 28 juin 1907, p. 403).

21. MABILLE et DUCOS. Traumatisme cranien et paralysie générale L'Encéphale, 1907, p. 472).

(1) PACTET. Société clinique de médecine mentale, 20 décembre (1909, in *Bulletin...*, n° 9. 1909, p. 337.

22. A. Marie. Traumatisme et paralysie générale (*Bulletin de la Société Médicale des hôpitaux de Paris*, 1907, p. 307).

23. Ribierre. Traumatisme et paralysie générale (*Ann. hyg. publ. et méd. lég.*, juin 1907).

1908. — 24. H. Colin. Apparition du syndrome paralytique après un traumatisme chez un garçon de 16 ans (*Bull. de la société clinique de médecine mentale*, 1908, n° 3, p. 58).

25. Kramer. Traumatisme cranien et paralysie générale (*Méd. klinik.*, 1908, n° 2).

26. Vallon et Paul. Société de psychiatrie, 19 novembre 1908 (*L'Encéphale*, 1908, II, p. 666).

1909. — 27. Antheaume et Mignot. Les maladies mentales dans l'armée française. Delarue, éditeur. Paris, 1909, p. 85 et 98.

28. Lehmann. Traumatisme et paralysie générale. (*Monats. f. Psych.*, XXVI, 4 et 5, 1909, in *L'Encéphale*, 1909, II, p, 591),

29. Frisco. Paralysie générale consécutive aux traumatisme de la tête. (*Annali della clinica delle malattie mentale e nervose della real Universita de Palermo*, III, 1909, p. 41).

30. Pactet et Bourilhet. Paralysie générale chez un ouvrier traumatisé. *Bulletin de la société clinique de médecine mentale* (1909, n°8, p. 337).

1910. — 31. Barrère. Le syndrome paralytique post-traumatique. Thèse de Toulouse, 1910.

32. Calvi. La paralysie générale post-traumatique. Thèse de Bordeaux, 1910.

33. Euzière. Remarques sur la paralysie générale traumatique (*Montpellier médical*, 12 juin 1910, n° 21).

34. Ferenczi. Un traumatisme peut-il causer une paralysie générale progressive? (*Neurolog. Centralblatt*, 1er mars 1910).

35. Pactet. Apparition du syndrome paralytique à la suite d'un accident du travail (*Bulletin de la Société clinique de médecine mentale*, 1910, n° 1, p. 18).

36. Wohlwill. Sur la question de la paralysie générale traumatique (*Arch. f. Psych.*, XLVII. fasc. 3, 1910, p. 1252).

1911. — 37. Régis. La paralysie générale traumatique au point de vue médico-légal. 1er congrès de médecine légale de langue française (*Annales hyg. publ. et méd. lég.* 1911, t. XVI, p. 306).

38. Jourdan. Sur certaine formes de paralysie générale traumatique (*Journal de neurologie de Bruxelles*, 1911, n° 7),

39. W. Mott. The relation of head injury to nervous and mental disease (*British médical Journal*, 30 septembre 1911, p. 733).

40. Zipperling (de Graz). Syphilis cérébrale et traumatisme (*Neurol. Centralbl.* 1 décembre 1911, n° 23, p. 1353.

1912. — 41. Doré. L'état antérieur dans les accidents du travail. Thèse de Bordeaux, 1912-1913.

42. Thibierge et Weissenbach. La réaction de Wassermann en médecine légale (*Ann. hyg. publ. et méd. lég.* février 1912).

43. Tissot. Paralysie génér. traumatique (*L'Encéphale*, 1912, p. 335).

TABLE DES MATIÈRES

4441-13. — Corbeil. Imprimerie Crété.

www.ingramcontent.com/pod-product-compliance
Ingram Content Group UK Ltd.
Pitfield, Milton Keynes, MK11 3LW, UK
UKHW021748090726
13657UKWH00002B/992